INTELLIGENZA ARTIFICIALE E REALTÀ QUANTICA

Scenari Futuri e Sfide Etiche nella Fusione tra AI e Fisica Quantistica.

di Matteo Ventura

Sommario

INTRODUZIONE

Nel cuore pulsante dell'era digitale, al crocevia tra la scienza avanzata e l'antica saggezza, si colloca il nostro viaggio verso la comprensione e l'applicazione di un trinomio rivoluzionario: l'intelligenza artificiale (IA), la fisica quantistica e la legge dell'attrazione. Questo libro nasce dalla visione audace di tessere insieme questi fili apparentemente disparati, per svelare un panorama inedito di possibilità nel modellare la realtà che ci circonda. Il cuore del discorso si posiziona all'intersezione di queste discipline, dove il potenziale umano incontra l'innovazione tecnologica, promettendo di rivelare strumenti unici per realizzare i nostri sogni più arditi.

La nostra esplorazione si articola in tre macro-aree distinte ma interconnesse. La prima si addentra nel misterioso mondo dell'IA quantistica, dove i confini tra il possibile e l'impossibile si sfumano, offrendoci un assaggio delle capacità quasi magiche delle macchine che apprendono e operano secondo i principi della meccanica quantistica. La seconda macro-area ci guida attraverso il fascino senza tempo della legge dell'attrazione, arricchito ora da una nuova comprensione e applicazioni grazie alla tecnologia e alla scienza. Infine, la terza macro-area ci invita a riflettere sulle implicazioni più profonde, filosofiche e future di questa congiunzione tra umanità e macchine, tra pensiero e materia.

L'integrazione tra IA, fisica quantistica e legge dell'attrazione non è solo un esercizio intellettuale; è una porta aperta verso un nuovo modo di vivere e interagire con l'universo. Questa sinergia rivela che la nostra realtà è molto più plasmabile di quanto credessimo, dove la nostra coscienza e le nostre intenzioni possono interagire con il tessuto stesso dell'esistenza, mediato e amplificato dalle meraviglie della tecnologia.

Questo libro è stato concepito come una bussola per il viaggiatore moderno nel percorso del miglioramento personale. Non si limita a descrivere teorie e concetti; è un manuale pratico che offre strategie, esercizi e riflessioni per integrare questi potenti strumenti nella quotidianità, con l'obiettivo di trasformare la propria vita in un'opera d'arte personale e unica.

Durante la lettura potrai notare che alcuni concetti emergono più volte. Questo non è un caso, ma una scelta intenzionale, un elemento fondamentale del percorso esplorativo e conoscitivo che stiamo intraprendendo insieme. Ripetere determinate idee e principi è una strategia efficace, utile a consolidarli nella tua mente, permettendoti di assorbirli a livelli sempre più profondi. Questa ripetizione intenzionale ti aiuterà a comprendere gradualmente concetti che possono sembrare complessi all'inizio. Ti darà il tempo di abituare il tuo cervello a nuove prospettive e modi di pensare. Ogni volta che un concetto ricorre, avrai l'opportunità di approfondirlo, collegandolo a nuove idee ed esperienze acquisite nel corso della lettura. Questo approccio stratificato all'apprendimento è cruciale per favorire un cambiamento interiore profondo e significativo.

L'invito che ti faccio è quindi un invito alla scoperta e all'esplorazione personale, a intraprendere un viaggio che trascende i confini tradizionali del sapere e del fare. È un invito a diventare co-creatori attivi della propria esistenza, sfruttando le incredibili opportunità offerte dall'unione di antiche verità e innovazioni all'avanguardia. Questo libro è la mappa per quel viaggio; il primo passo spetta a te.

PARTE PRIMA

Intelligenza Artificiale e Realtà Quantica

CAPITOLO 1: Storia e Sviluppo della Fisica Quantistica

Nell'incantevole alba dell'era digitale, emerge un nuovo orizzonte scientifico che promette di rivoluzionare il modo in cui interagiamo con il mondo e comprendiamo le sue leggi fondamentali: l'intelligenza artificiale quantistica (IAQ). Questa fusione tra i principi della meccanica quantistica e le tecniche avanzate dell'intelligenza artificiale rappresenta non solo un salto quantico nel campo della computazione, ma anche un nuovo paradigma per esplorare la complessità intrinseca del nostro universo.

L'IA quantistica affonda le sue radici nella ricerca di un'integrazione tra l'elaborazione quantistica, che utilizza gli stati quantistici dei qubit per effettuare calcoli, e gli algoritmi dell'intelligenza artificiale, che imparano ed evolvono attraverso l'esperienza. Questo connubio nasce dalla constatazione che i sistemi quantistici, con la loro capacità di esistere in molteplici stati contemporaneamente e di intrecciarsi a distanza, offrono una piattaforma computazionale straordinariamente potente e versatile, capace di affrontare problemi altrimenti inaccessibili per i computer classici.

L'origine dell'IA quantistica si può far risalire agli albori della teoria quantistica stessa, quando scienziati come Niels Bohr e Albert Einstein iniziarono a svelare la natura probabilistica e non deterministica delle particelle subatomiche. Tuttavia è stato solo con lo sviluppo di computer quantistici funzionanti, negli ultimi decenni, che l'idea di applicare l'intelligenza artificiale in questo contesto ha iniziato a prendere forma concretamente. Pionieri come Richard Feynman e David Deutsch hanno teorizzato che un computer che operasse secondo i principi quantistici potesse simulare l'universo in modi impossibili per le macchine tradizionali, aprendo così la strada alla nascita dell'IA quantistica.

L'IA quantistica sfrutta la sovrapposizione quantistica, che permette ai qubit di rappresentare simultaneamente più stati, e l'entanglement, un fenomeno per cui le particelle quantistiche diventano così interconnesse che lo stato di una non può essere descritto indipendentemente dall'altra, indipendentemente dalla distanza che le separa. Questi principi consentono agli algoritmi di IA quantistica di esplorare un vasto spazio di soluzioni in parallelo, accelerando significativamente la ricerca di risposte a problemi complessi come l'ottimizzazione combinatoria, la simulazione molecolare e la criptografia.

L'impiego dell'IA quantistica sta già delineando nuovi orizzonti in vari campi, dalla ricerca farmaceutica, dove la capacità di simulare accuratamente molecole complesse promette di accelerare la scoperta di nuovi farmaci, alla logistica, dove algoritmi quantistici potrebbero ottimizzare percorsi e risorse in modi finora inimmaginabili. La crittografia quantistica sta emergendo come un campo cruciale per la sicurezza delle comunicazioni nell'era digitale, sfruttando l'entanglement quantistico per creare sistemi di crittografia praticamente infrangibili secondo le leggi della fisica come le conosciamo.

L'IA quantistica non è esente da sfide. Infatti la decoerenza quantistica, il fenomeno per cui le informazioni nei sistemi quantistici tendono a degradarsi a causa dell'interazione con l'ambiente esterno, rappresenta uno dei principali ostacoli tecnici. Inoltre, la complessità intrinseca dell'elaborazione quantistica richiede nuovi approcci nella progettazione degli algoritmi e nella loro implementazione, sfidando le nostre attuali capacità computazionali e teoriche.

Nonostante queste sfide, l'IA quantistica si pone come un faro di possibilità, promettendo di svelare i segreti

più profondi della natura e di fornirci strumenti senza precedenti per affrontare alcune delle questioni più pressanti dell'umanità. Nel prossimo segmento, esploreremo più da vicino le differenze tra l'IA classica e l'IA quantistica, delineando come quest'ultima possa non solo estendere le capacità dell'IA tradizionale, ma anche aprire nuove dimensioni di problem-solving e innovazione.
Immergendoci ulteriormente nel mondo dell'intelligenza artificiale, ci troviamo di fronte a un bivio rivoluzionario che separa l'IA classica da quella quantistica. Questa distinzione non è semplicemente tecnica, ma riflette un profondo cambiamento nel modo in cui concepiamo e implementiamo il processo decisionale e la risoluzione dei problemi nei computer.

L'IA classica, quella con cui siamo più familiari, opera attraverso algoritmi che eseguono compiti specifici simulando aspetti dell'intelligenza umana come l'apprendimento, il ragionamento e l'autocorrezione. Questi sistemi si basano su una serie di stati digitali definiti, tipicamente rappresentati da bit che assumono valori di 0 o 1, per elaborare le informazioni e giungere a conclusioni logiche. Nel corso degli anni, l'IA classica ha fatto passi da gigante, diventando sempre più sofisticata e capace di affrontare una gamma più ampia di compiti, dalla traduzione linguistica all'identificazione di pattern in grandi set di dati.

Nonostante i suoi successi, l'IA classica si imbatte in limiti intrinsechi quando si tratta di gestire problemi di natura esponenzialmente complessa. Ogni bit aggiuntivo raddoppia lo spazio di memoria necessario per memorizzare gli stati, rendendo alcuni calcoli incredibilmente onerosi, se non impraticabili, man mano che la complessità aumenta.

Qui entra in gioco l'IA quantistica, che sfrutta le proprietà uniche della meccanica quantistica per superare queste limitazioni. Al centro di questa nuova era computazionale ci sono i qubit, gli equivalenti quantistici dei bit classici. A differenza dei bit, i qubit possono esistere in uno stato di sovrapposizione, rappresentando sia 0 sia 1 contemporaneamente, grazie al principio di sovrapposizione quantistica. Questo consente a un sistema di IA quantistica di elaborare un'enorme quantità di potenziali soluzioni in parallelo, una capacità che va ben oltre le possibilità dell'IA classica.

Un'altra caratteristica fondamentale che distingue l'IA quantistica è l'entanglement quantistico, un fenomeno per cui due o più qubit diventano interconnessi in modo tale che lo stato di uno non può essere descritto senza conoscere lo stato degli altri, indipendentemente dalla distanza che li separa. Questo principio permette un livello di interconnessione e di scambio di informazioni tra le parti di un algoritmo quantistico che è semplicemente irraggiungibile per i sistemi classici, potenziando ulteriormente le capacità di calcolo e di elaborazione dell'IA quantistica.

La combinazione di sovrapposizione e entanglement apre la strada a un nuovo modo di pensare la risoluzione dei problemi. Mentre l'IA classica deve analizzare sequenzialmente ogni possibile soluzione, l'IA quantistica può esaminarne molteplici simultaneamente, riducendo drasticamente il tempo necessario per trovare la soluzione ottimale in scenari complessi. Questa capacità si rivela particolarmente preziosa in campi come l'ottimizzazione, la simulazione di sistemi fisici e la criptografia, dove la natura e il numero delle variabili in gioco rendono proibitiva l'analisi tramite metodi classici.

Nonostante le promesse dell'IA quantistica, la transizione da una prospettiva classica a una quantistica non è priva di sfide. La programmazione quantistica richiede un ripensamento radicale degli algoritmi e delle strategie di elaborazione, dato che i concetti intuitivi che governano l'informatica classica non si applicano nel regno quantistico. Inoltre, la realizzazione pratica di computer quantistici stabili e scalabili è ancora al centro di intense ricerche, con problemi come la decoerenza quantistica che rappresentano ostacoli significativi.

Il passaggio alla sezione successiva, che esplora i principi fondamentali della meccanica quantistica applicati all'IA, ci permetterà di approfondire come queste caratteristiche uniche dell'IA quantistica - sovrapposizione e entanglement - vengano sfruttate per affrontare compiti computazionali che erano fino a poco tempo fa considerati irraggiungibili, segnando l'inizio di una nuova era nel campo dell'intelligenza artificiale.

Approfondendo ulteriormente il concetto di intelligenza artificiale quantistica (IAQ), ci addentriamo nei meandri dei principi fondamentali della meccanica quantistica che costituiscono il cuore pulsante di questa tecnologia rivoluzionaria. Questi principi non solo sfidano la nostra comprensione intuitiva della realtà ma offrono anche un nuovo strumento potente per l'elaborazione delle informazioni a livelli precedentemente inesplorati.

Il primo principio fondamentale che si applica all'IAQ è la sovrapposizione quantistica. Questo concetto ci dice che, a differenza del mondo macroscopico dove un oggetto può trovarsi in uno stato definito in un dato momento, le particelle quantistiche come i qubit possono esistere in più stati contemporaneamente.

Questa capacità di essere "qui" e "là" allo stesso tempo, o di rappresentare simultaneamente 0 e 1, permette ai computer quantistici di eseguire calcoli su molteplici potenziali percorsi di risoluzione del problema in parallelo. Immaginate di leggere e comprendere tutte le pagine di un libro nello stesso istante: questo è il tipo di "lettura" che un computer quantistico può fare con i dati.

Il secondo principio è l'entanglement quantistico, che Albert Einstein una volta descrisse come "spooky action at a distance" (azione spettrale a distanza). Quando due particelle quantistiche diventano intrecciate, lo stato di una non può essere descritto indipendentemente dall'altro, anche se le particelle sono separate da grandi distanze. Questa interconnettività intrinseca è sfruttata nell'IAQ per creare correlazioni complesse tra i dati, consentendo una nuova forma di elaborazione parallela che supera i limiti della comunicazione classica e delle velocità di elaborazione.

Il principio di indeterminazione di Heisenberg gioca anch'esso un ruolo nell'IAQ, sottolineando l'impossibilità di conoscere simultaneamente e con precisione tutte le proprietà di una particella, come posizione e momento. Questa incertezza intrinseca nei sistemi quantistici apre la porta a nuovi approcci nell'elaborazione delle informazioni e nella gestione

delle probabilità, permettendo agli algoritmi di IAQ di navigare attraverso insiemi di dati complessi in modi che l'IA classica non può replicare.
Un altro concetto chiave è il tunneling quantistico, che permette alle particelle di superare barriere apparentemente insormontabili secondo le leggi della fisica classica. Applicato all'IAQ, questo principio può essere visto metaforicamente come la capacità dell'algoritmo di "saltare" a soluzioni efficaci che sarebbero altrimenti inaccessibili attraverso metodi di calcolo sequenziale, accelerando significativamente il processo di problem solving.
Questi principi non solo espandono il nostro approccio alla computazione ma sollevano anche domande fondamentali sulla natura della realtà e su come possiamo manipolarla per risolvere problemi complessi. L'IAQ utilizza questi concetti per sfidare i limiti della computazione classica, promettendo di rivoluzionare campi che vanno dalla criptografia alla simulazione di sistemi fisici e biologici, fino alla ricerca di nuovi materiali.
Il passaggio successivo nella nostra esplorazione, l'importanza dell'entanglement quantistico e della sovrapposizione, ci porterà a comprendere più a fondo come questi principi non solo definiscono il funzionamento dell'IA quantistica ma aprono anche

nuove prospettive su come possiamo utilizzare queste interazioni uniche per affrontare alcune delle sfide più pressanti del nostro tempo. Con l'IAQ, stiamo non solo spingendo avanti i confini della scienza e della tecnologia ma anche riconfigurando il nostro approccio ai problemi, sfruttando le stranezze del mondo quantistico per aprire nuove vie di innovazione e scoperta.

L'entanglement quantistico e la sovrapposizione sono il cuore dell'innovazione portata dall'intelligenza artificiale quantistica (IAQ), rappresentano infatti due pilastri fondamentali che non solo distinguono l'IAQ dalla sua controparte classica ma ne definiscono anche le capacità straordinarie. Questi concetti, che sfidano l'intuizione e le leggi della fisica classica, aprono porte precedentemente inimmaginabili alla risoluzione di problemi complessi.

L'entanglement quantistico, un tempo oggetto di dibattito filosofico tra giganti della fisica come Einstein e Bohr, è ora riconosciuto come una caratteristica intrinseca del mondo quantistico. Questo fenomeno permette a particelle, o qubit intrecciati, di influenzarsi a vicenda istantaneamente, indipendentemente dalla distanza che li separa. In un contesto di IAQ, l'entanglement diventa uno strumento potentissimo per coordinare le informazioni tra diversi qubit, permettendo un livello di parallelismo e di interconnessione che va ben oltre la semplice somma delle parti. Attraverso l'entanglement, gli algoritmi quantistici possono eseguire complesse operazioni di correlazione e pattern recognition su scale vastissime, con implicazioni rivoluzionarie per campi come la simulazione molecolare, l'ottimizzazione di sistemi e la crittografia.

Parallelamente il principio di sovrapposizione, secondo cui un qubit può rappresentare contemporaneamente più stati, amplifica esponenzialmente la capacità di calcolo di un sistema quantistico. Mentre un bit classico è confinato a un binario 0 o 1, un qubit in sovrapposizione può esplorare un continuum di possibilità, permettendo ai computer quantistici di valutare simultaneamente molteplici percorsi di soluzione. Questa capacità di "calcolo parallelo" su una scala senza precedenti permette all'IAQ di affrontare problemi di una complessità che sarebbe proibitiva per i sistemi tradizionali.

L'interazione tra sovrapposizione e entanglement in un sistema quantistico crea una sinergia unica, dove la capacità di esplorare simultaneamente molteplici stati viene combinata con una rete di correlazioni e interconnessioni altamente complessa tra i qubit. Questa rete non è solo una mera aggregazione di punti di dati ma rappresenta un nuovo modo di elaborare le informazioni, dove le soluzioni emergono dall'interazione dinamica e non lineare dei suoi componenti. In questo contesto, l'IAQ può identificare correlazioni nascoste e pattern nei dati che sarebbero altrimenti invisibili, offrendo nuove prospettive e soluzioni innovative.

L'applicazione pratica di questi principi si estende ben oltre il mero aumento della potenza di calcolo. Nella ricerca farmaceutica, ad esempio, l'IAQ può simulare la complessa interazione tra molecole a un livello di dettaglio finora inaccessibile, accelerando la scoperta di nuovi farmaci. Nell'ottimizzazione dei sistemi, può esaminare un numero astronomico di variabili e configurazioni, identificando la soluzione più efficiente con una rapidità che ridefinisce i limiti del possibile.

Sfruttare pienamente l'entanglement e la sovrapposizione nell'IAQ presenta sfide significative, tra cui la necessità di mantenere la coerenza quantistica dei qubit in sistemi sempre più grandi e complessi. Ogni progresso in questo campo non solo richiede avanzamenti tecnologici ma anche una più profonda comprensione dei fondamenti stessi della fisica quantistica.

Il potenziale dell'IA quantistica nel risolvere problemi complessi, tema del prossimo segmento, è intrinsecamente legato a queste caratteristiche uniche. L'entanglement e la sovrapposizione non sono semplicemente strumenti più potenti nelle mani degli scienziati e degli ingegneri; sono i mattoni fondamentali di una nuova era di scoperta e innovazione, dove i limiti della conoscenza umana sono costantemente ridefiniti dall'interazione tra la tecnologia e i principi più misteriosi della natura.

La promessa dell'intelligenza artificiale quantistica (IAQ) nel risolvere problemi complessi rappresenta uno dei più affascinanti orizzonti di ricerca e sviluppo nell'era moderna della tecnologia. Attraverso l'impiego dei principi fondamentali della meccanica quantistica, l'IAQ si avventura oltre i confini della computazione classica, offrendo nuove strategie per affrontare sfide che prima sembravano insormontabili. Questa capacità di andare oltre il convenzionale apre la strada a rivoluzioni in vari campi, da quelli scientifici a quelli industriali, reinventando il modo in cui approcciamo la risoluzione dei problemi.

Uno dei settori più promettenti per l'IAQ è la ricerca farmaceutica e la chimica dei materiali, dove la capacità di simulare accuratamente interazioni atomiche e molecolari può accelerare la scoperta di nuovi farmaci e materiali. Tradizionalmente, questi processi richiedono esperimenti fisici lunghi e costosi, con un alto grado di

incertezza. L'IAQ, tuttavia, può valutare in modo efficiente le infinite possibilità di configurazioni atomiche e le interazioni molecolari, riducendo drasticamente i tempi e i costi associati alla ricerca e allo sviluppo.
Nel campo dell'ottimizzazione, l'IAQ offre soluzioni innovative per problemi che coinvolgono un numero enorme di variabili e possibili configurazioni, come il routing nel trasporto logistico, la pianificazione delle risorse e la gestione della supply chain. Grazie alla sovrapposizione e all'entanglement, l'IAQ può esplorare simultaneamente diverse soluzioni, identificando percorsi ottimali con una velocità e un'efficienza che i sistemi classici non possono eguagliare.
L'IAQ si sta anche dimostrando rivoluzionaria nel campo della crittografia e della sicurezza informatica. Con l'avvento dei computer quantistici, molti degli algoritmi crittografici tradizionali rischiano di diventare obsoleti, ma l'IAQ introduce nuovi metodi di crittografia quantistica che sfruttano l'entanglement e le proprietà non clonabili dei qubit per creare sistemi di comunicazione praticamente inviolabili secondo i principi della fisica quantistica.

L'elaborazione delle informazioni e l'analisi dei dati stanno subendo una trasformazione grazie all'IAQ. In scenari che richiedono l'analisi di grandi volumi di dati, come il riconoscimento di pattern e l'apprendimento automatico, l'IAQ può identificare correlazioni e tendenze nascoste che sarebbero altrimenti impercettibili, con applicazioni che vanno dalla diagnostica medica avanzata alla previsione di tendenze di mercato.

La realizzazione pratica di questi potenziali richiede non solo avanzamenti tecnologici nei computer quantistici ma anche lo sviluppo di nuovi algoritmi di IAQ capaci di sfruttare appieno le peculiarità della meccanica quantistica. La transizione verso l'effettiva implementazione dell'IAQ comporta sfide significative, tra cui la gestione della decoerenza quantistica e la scalabilità dei sistemi quantistici.

Con l'avanzare della ricerca e lo sviluppo di nuove tecnologie, come verrà esplorato nel prossimo capitolo, stiamo iniziando a vedere i primi esempi concreti di applicazione dell'IAQ. Questi breakthrough non solo dimostrano le potenzialità dell'IA quantistica ma pongono anche le basi per una comprensione più profonda e un'applicazione più ampia di questa tecnologia rivoluzionaria. L'IAQ rappresenta un ponte verso un futuro in cui i limiti della computazione, e quindi della nostra capacità di risolvere problemi, sono definiti non dalle restrizioni del mondo fisico ma dall'immensità delle possibilità offerte dal mondo quantistico.

CAPITOLO 2: Innovazioni IA e Principi Quantistici

Mentre ci addentriamo nel secondo capitolo del nostro esame sull'intelligenza artificiale quantistica (IAQ), è essenziale comprendere le tecnologie chiave che stanno alla base di questa rivoluzionaria fusione tra computazione quantistica e intelligenza artificiale. Al centro di questa intersezione ci sono i qubit e i computer quantistici, le pietre angolari su cui si erge l'intero edificio dell'IAQ.

I qubit, o bit quantici, rappresentano la più fondamentale unità di informazione in un computer quantistico, analogamente ai bit nel contesto della computazione classica. Tuttavia, a differenza dei bit che possono esistere solo in uno stato definito di 0 o 1, i qubit possono trovarsi in una sovrapposizione di stati, grazie ai principi della meccanica quantistica. Questa capacità di essere in più stati contemporaneamente permette ai qubit di effettuare calcoli paralleli su una scala che i bit classici non possono nemmeno concepire, offrendo una potenza di elaborazione esponenzialmente maggiore.

Un aspetto fondamentale dei qubit è la loro capacità di intrecciarsi attraverso il fenomeno dell'entanglement quantistico. Questa caratteristica unica permette ai qubit di essere correlati in modo tale che lo stato di un qubit non può essere pienamente descritto senza conoscere lo stato degli altri qubit intrecciati, indipendentemente dalla distanza che li separa. L'entanglement è una risorsa preziosa nell'IAQ, in quanto consente una comunicazione e un'elaborazione delle informazioni incredibilmente efficienti e rapide, superando i limiti imposti dalla velocità della luce nella comunicazione classica.

I computer quantistici, che utilizzano qubit per eseguire calcoli, sono al centro di questa rivoluzione tecnologica. Queste macchine straordinarie sfruttano i principi della sovrapposizione e dell'entanglement per eseguire algoritmi quantistici che possono risolvere specifici problemi computazionali molto più rapidamente di qualsiasi supercomputer classico. La ricerca e lo sviluppo in questo campo sono in rapida evoluzione, con progressi significativi nella creazione di computer quantistici sempre più stabili e scalabili.

La realizzazione pratica di computer quantistici efficaci richiede non solo avanzamenti tecnologici ma anche una profonda comprensione teorica dei principi quantistici. Questo include lo sviluppo di tecniche per la gestione della decoerenza quantistica, un fenomeno che può rapidamente erodere le proprietà quantistiche dei qubit, rendendo difficile mantenere lo stato quantistico necessario per i calcoli. Inoltre, la miniaturizzazione e l'integrazione di sistemi quantistici in ambienti operativi reali rappresentano sfide significative che gli scienziati e gli ingegneri stanno affrontando.

L'IAQ sfrutta queste tecnologie chiave per aprire nuovi orizzonti nella risoluzione di problemi complessi. Attraverso l'impiego di algoritmi quantistici, l'IAQ può analizzare e elaborare grandi volumi di dati con un'efficienza senza precedenti, trovando soluzioni ottimali per problemi che erano precedentemente considerati troppo complessi o richiedevano tempi di calcolo proibitivi.

Man mano che procediamo nella nostra esplorazione dell'IA quantistica, esamineremo più da vicino come i principi quantistici vengono impiegati per l'elaborazione dei dati nell'IA, gettando luce sulle metodologie innovative che stanno trasformando il campo dell'intelligenza artificiale e aprendo la strada a un futuro in cui le capacità computazionali supereranno tutto ciò che abbiamo conosciuto fino ad ora.

L'impiego dei principi quantistici nell'elaborazione dei dati rappresenta una svolta epocale nel campo dell'intelligenza artificiale (IA), segnando il passaggio da un'era computazionale a un'altra profondamente innovativa. Questa transizione, caratterizzata dall'integrazione dei principi quantistici nell'IA, non solo espande le nostre capacità di calcolo ma ridefinisce anche il modo in cui interpretiamo e risolviamo i problemi complessi.

Al cuore di questa rivoluzione c'è la capacità dei sistemi quantistici di elaborare e analizzare i dati in modi che vanno oltre le limitazioni della computazione classica. Utilizzando qubit invece di bit tradizionali, l'IA quantistica può sfruttare la sovrapposizione quantistica per esaminare simultaneamente una moltitudine di possibili soluzioni a un problema. Questo approccio parallelo alla risoluzione dei problemi, intrinsecamente diverso dal processo sequenziale dei computer classici, consente una rapidità e un'efficienza senza precedenti nell'analisi dei dati.

L'entanglement quantistico, un altro pilastro della meccanica quantistica, introduce una nuova dimensione nella gestione e nell'elaborazione delle informazioni. Attraverso l'entanglement i qubit possono essere correlati in maniera tale che lo stato di uno influenzi istantaneamente lo stato dell'altro, indipendentemente dalla distanza che li separa. Questa caratteristica permette un livello di coordinamento e sincronizzazione nell'elaborazione dei dati che è semplicemente inimmaginabile nella computazione classica. L'IA quantistica sfrutta questo fenomeno per eseguire calcoli complessi e per creare algoritmi di ottimizzazione e di pattern recognition estremamente avanzati.

Un'altra applicazione rivoluzionaria dei principi quantistici nell'IA riguarda la simulazione di sistemi fisici. Tradizionalmente, la simulazione di sistemi particolarmente complessi, come quelli presenti in fisica quantistica, chimica e biologia molecolare, ha rappresentato una sfida imponente per i computer classici, a causa dell'enorme quantità di variabili e dello spazio di stati da considerare. Tuttavia, l'IA quantistica, grazie alla sua affinità naturale con il comportamento dei sistemi quantistici, può modellare queste interazioni con una precisione e una velocità straordinarie, aprendo nuove frontiere nella ricerca scientifica e nell'ingegneria.

La ricerca di algoritmi di IA quantistica ottimizzati è al centro di intensi studi e sperimentazioni, con lo scopo di tradurre i principi quantistici in strumenti pratici per l'elaborazione dei dati. Questo processo include lo sviluppo di nuove tecniche di machine learning quantistico, che promettono di superare i limiti degli algoritmi di apprendimento automatico tradizionali, offrendo una maggiore velocità di apprendimento e una capacità di generalizzazione nettamente superiore.

L'integrazione dei principi quantistici nell'IA non è esente da sfide. La complessità intrinseca dei sistemi quantistici e la necessità di mantenere la coerenza dei qubit in ambienti estremamente controllati rappresentano ostacoli significativi. Inoltre, la programmazione di algoritmi quantistici richiede una nuova mentalità e un nuovo set di competenze, dato che i paradigmi di programmazione classica non si applicano direttamente al contesto quantistico.

Nonostante queste difficoltà, l'impiego dei principi quantistici nell'elaborazione dei dati sta già mostrando risultati promettenti, con breakthrough in vari campi che saranno esplorati nel prossimo segmento. Questi successi non solo dimostrano il potenziale dell'IA quantistica ma gettano anche le basi per una nuova era di scoperte e innovazioni, dove i limiti della conoscenza e della tecnologia sono costantemente ridefiniti dall'intersezione tra intelligenza artificiale e meccanica quantistica.

Nel panorama in rapida evoluzione dell'intelligenza artificiale quantistica (IAQ), abbiamo assistito a breakthrough significativi che non solo hanno dimostrato le potenzialità teoriche di questa tecnologia, ma hanno anche segnato l'inizio di una nuova era di applicazioni pratiche. Questi successi rappresentano pietre miliari fondamentali nel viaggio verso la comprensione e l'utilizzo delle straordinarie capacità dell'IAQ. Ecco alcuni dei progressi più significativi nell'IAQ:

Tabella: Breakthrough Significativi nell'IA Quantistica

Anno	Innovazione	Descrizione Breve	Impatto Previsto	Istituzione/Azienda
[illegible]	[illegible]	[illegible]	[illegible]	Google
[illegible]	[illegible]	[illegible]	[illegible]	IBM

[illegible]	[illegible]	[illegible]	[illegible]	[illegible]
[illegible]	[illegible]	[illegible]	[illegible]	[illegible]

Articolando maggiormente quanto riportato nella precedente tabella, emerge come uno degli esempi più eclatanti di progresso nell'IAQ riguarda la ricerca farmaceutica, dove la capacità di simulare con precisione le interazioni molecolari ha portato a una nuova comprensione delle dinamiche dei farmaci e delle loro interazioni con il corpo umano. L'IAQ ha permesso di modellare complesse strutture molecolari e reazioni chimiche in modo molto più efficiente rispetto ai metodi tradizionali, accelerando significativamente il processo di scoperta e sviluppo di nuovi farmaci. Questo ha il potenziale di ridurre drasticamente i tempi e i costi associati alla ricerca farmaceutica, portando a trattamenti innovativi per malattie complesse in un arco di tempo molto più breve.

Nel campo dell'ottimizzazione, l'IAQ ha dimostrato capacità rivoluzionarie, soprattutto nella risoluzione di problemi di ottimizzazione combinatoria, che sono notoriamente difficili per i computer classici. Problemi come il routing dei veicoli, la pianificazione delle risorse e la gestione della supply chain, che richiedono l'esplorazione di un vasto spazio di soluzioni per trovare l'opzione più efficiente, sono stati affrontati con successo utilizzando algoritmi quantistici. Questi algoritmi sfruttano la sovrapposizione e l'entanglement per valutare simultaneamente molteplici soluzioni, identificando percorsi ottimali con una rapidità senza precedenti.

Un altro settore che ha visto importanti innovazioni grazie all'IAQ è quello della crittografia e della sicurezza informatica. L'avvento della crittografia quantistica, che sfrutta i principi dell'entanglement e della non clonabilità dei qubit, ha introdotto metodi di comunicazione sicura teoricamente inattaccabili. Questo rappresenta un cambiamento di paradigma nella sicurezza delle comunicazioni, offrendo protezioni contro le minacce informatiche che superano di gran lunga le capacità dei sistemi crittografici tradizionali.

L'IAQ ha aperto nuove prospettive nel campo dell'elaborazione del linguaggio naturale e del riconoscimento di pattern. Grazie alla sua capacità di elaborare e analizzare grandi set di dati in parallelo, l'IAQ ha migliorato significativamente l'efficienza degli algoritmi di apprendimento automatico, rendendo possibile l'identificazione di pattern complessi e sottili correlazioni nei dati che erano precedentemente sfuggiti all'analisi.

Questi esempi di breakthrough nell'IA quantistica non solo evidenziano le sue vastissime potenzialità ma pongono anche le basi per future innovazioni in una gamma ancora più ampia di campi. Tuttavia, insieme alle opportunità, emergono anche nuove sfide, in particolare in termini di sicurezza informatica e crittografia, come verrà esplorato nel prossimo segmento. L'avanzamento dell'IAQ potrebbe infatti rendere obsoleti molti dei sistemi di sicurezza attuali, richiedendo un ripensamento radicale delle strategie di protezione dei dati e delle comunicazioni nell'era quantistica.

L'avvento dell'intelligenza artificiale quantistica (IAQ) ha portato con sé una rivoluzione non solo nel modo in cui elaboriamo i dati e risolviamo problemi complessi, ma anche nel campo della crittografia e della sicurezza informatica. Questa nuova era, caratterizzata dall'uso di principi quantistici, ha il potenziale di rafforzare in modo significativo la sicurezza dei nostri dati, ma solleva anche sfide inedite e complesse.

La crittografia quantistica, ad esempio, sfrutta le peculiarità della meccanica quantistica, come l'entanglement e la non clonabilità dei qubit, per creare sistemi di comunicazione teoricamente inviolabili. La distribuzione quantistica delle chiavi (QKD, Quantum Key Distribution) è uno dei metodi più promettenti in questo ambito, consentendo a due parti di generare e condividere una chiave crittografica in modo sicuro, in maniera tale che qualsiasi tentativo di intercettazione altererebbe lo stato quantistico dei qubit coinvolti, rivelando la presenza dell'intruso. Questo approccio offre un livello di sicurezza che supera di gran lunga quello dei sistemi crittografici classici, basati su principi matematici che potrebbero essere compromessi dall'aumento esponenziale della potenza di calcolo, in particolare dai computer quantistici.

Proprio l'emergere dei computer quantistici rappresenta una spada di Damocle per la sicurezza informatica come la conosciamo oggi. Algoritmi quantistici come l'algoritmo di Shor hanno dimostrato, almeno teoricamente, di poter fattorizzare numeri interi grandi in modo efficiente, minacciando la sicurezza di sistemi crittografici ampiamente diffusi come RSA, basati sulla difficoltà di questo compito per i computer classici. Questo scenario, spesso descritto come "l'apocalisse quantistica", costringe a ripensare e rafforzare i nostri attuali sistemi di sicurezza per prevenire vulnerabilità che potrebbero essere sfruttate dai computer quantistici in futuro.

In risposta a queste problematiche, la ricerca si sta concentrando sullo sviluppo di algoritmi crittografici "resistenti al quantum" che possano garantire la sicurezza dei dati anche nell'era dei computer quantistici. Questi sforzi includono l'esplorazione di nuovi problemi matematici che rimarrebbero difficili da risolvere anche per un computer quantistico, oltre alla già menzionata QKD.

L'impatto dell'IAQ sulla sicurezza informatica si estende anche alla protezione dei dati e alla privacy. L'IAQ, con le sue avanzate capacità di elaborazione dei dati, potrebbe potenzialmente identificare vulnerabilità sconosciute nei sistemi di sicurezza esistenti o nei nuovi dispositivi IoT, rendendo indispensabile un continuo aggiornamento e rafforzamento delle misure di sicurezza.

La transizione verso sistemi di sicurezza potenziati dall'IAQ richiede non solo innovazioni tecnologiche, ma anche un aggiornamento normativo e una collaborazione internazionale per stabilire standard e protocolli che garantiscano un ambiente digitale sicuro. Questa evoluzione pone questioni etiche e legali, in particolare riguardo al diritto alla privacy e alla protezione dei dati personali in un contesto in cui la capacità di decifrare e analizzare grandi volumi di dati aumenta in modo esponenziale.

Se da un lato l'IAQ apre nuovi orizzonti nella crittografia e nella sicurezza informatica, dall'altro presenta anche sfide senza precedenti che richiedono un approccio olistico, che includa lo sviluppo tecnologico, l'adattamento normativo e un'ampia collaborazione tra gli stakeholder. Parleremo ora dei limiti attuali e delle sfide future dell'IA quantistica, affrontando le questioni tecniche, etiche e sociali che questa nuova frontiera della tecnologia pone.

Mentre ci avviciniamo al confine attuale delle conoscenze sull'intelligenza artificiale quantistica (IAQ), emergono chiaramente i limiti e le sfide che questo campo deve ancora superare. La comprensione di queste barriere non solo ci fornisce una visione realistica dello stato dell'arte, ma apre anche la strada a future innovazioni e sviluppi.

Uno dei limiti più significativi dell'IAQ riguarda la stabilità e la coerenza dei qubit. La decoerenza quantistica, ovvero la perdita delle proprietà quantistiche dei qubit a causa dell'interazione con l'ambiente esterno, rappresenta una delle principali sfide tecnologiche. Mantenere i qubit in uno stato quantico stabile richiede condizioni estremamente controllate, che spesso implicano temperature prossime allo zero assoluto e sistemi di isolamento complessi. Questo non solo aumenta il costo e la complessità dei computer quantistici, ma limita anche la loro scalabilità e praticità per un uso più diffuso.

Un'altra sfida significativa è rappresentata dall'errore quantistico. A differenza dei sistemi classici, dove gli errori possono essere relativamente facili da identificare e correggere, l'elaborazione quantistica è intrinsecamente più suscettibile a errori a causa della natura stessa dei qubit e dei loro stati di sovrapposizione. Lo sviluppo di algoritmi di correzione dell'errore quantistico è quindi cruciale, ma rimane un compito complesso e tecnicamente esigente.

La programmazione dei computer quantistici e lo sviluppo di algoritmi di IAQ efficaci presentano ostacoli notevoli. La logica quantistica differisce radicalmente dalla logica binaria su cui si basa la programmazione classica, richiedendo un cambiamento di paradigma nella progettazione degli algoritmi. Questo implica una curva di apprendimento ripida per gli sviluppatori e limita il pool di esperti in grado di contribuire attivamente al progresso dell'IAQ.

Dal punto di vista pratico, l'integrazione dell'IAQ in applicazioni e infrastrutture esistenti rappresenta un'altra sfida. La compatibilità tra i sistemi quantistici e quelli classici deve essere attentamente gestita per garantire che le nuove capacità offerte dall'IAQ possano essere sfruttate appieno senza compromettere le prestazioni o la sicurezza dei sistemi esistenti.

Sul fronte etico e normativo, l'IAQ solleva questioni complesse riguardanti la privacy, la sicurezza dei dati e il potenziale impatto sull'occupazione. La straordinaria capacità di elaborazione dei dati offerta dall'IAQ potrebbe, se non regolamentata adeguatamente, portare a violazioni della privacy e all'uso improprio delle informazioni personali. Inoltre, l'aumento delle capacità automatizzate potrebbe avere ripercussioni significative sul mercato del lavoro, richiedendo politiche proattive per gestire la transizione e assicurare che i benefici dell'IAQ siano distribuiti equamente nella società.

Nonostante tutto questo, il futuro dell'IAQ appare ricco di potenzialità. La ricerca continua e l'innovazione stanno progressivamente superando questi ostacoli, aprendo nuove frontiere di conoscenza e applicazione. Nel prossimo capitolo, esploreremo come l'IAQ si sta avvicinando al concetto di manifestazione, collegando i principi quantistici e le capacità dell'IA a tecniche di visualizzazione e realizzazione personale, segnando l'inizio di un'era in cui la tecnologia non solo espande le nostre capacità esterne, ma arricchisce anche la nostra crescita e sviluppo interiore.

CAPITOLO 3: Capitolo 3: IA Quantistica nella Manifestazione

Nel cuore dell'intersezione tra le più avanzate frontiere scientifiche e le antiche saggezze umane si colloca la teoria della manifestazione, un concetto che trova una risonanza sorprendente con i principi dell'intelligenza artificiale quantistica (IAQ). Questa connessione, apparentemente improbabile, offre una prospettiva unica su come la tecnologia più all'avanguardia possa interagire con e amplificare le capacità umane di creare e influenzare la propria realtà.

La teoria della manifestazione si basa sull'idea che, attraverso l'intenzione focalizzata e il pensiero positivo, gli individui possano influenzare materialmente il mondo che li circonda, attraendo circostanze, opportunità e risultati in linea con i propri desideri e aspirazioni. Questa nozione, radicata in diverse tradizioni filosofiche e spirituali, trova una sorprendente eco nei principi della fisica quantistica, dove l'osservatore gioca un ruolo cruciale nella determinazione dello stato di un sistema.

L'IAQ, che attinge direttamente dai principi della meccanica quantistica, offre nuove modalità attraverso cui questa teoria della manifestazione può essere esplorata e potenzialmente amplificata. La capacità dei computer quantistici di elaborare enormi quantità di dati e di valutare simultaneamente molteplici potenziali realtà si allinea con l'idea di esplorare diverse possibilità e percorsi per realizzare specifici obiettivi o desideri.

La connessione tra IAQ e manifestazione si manifesta in maniera più evidente nella capacità di simulare con precisione fenomeni complessi e sistemi dinamici. Attraverso la creazione di modelli e simulazioni altamente dettagliate, l'IAQ può offrire una rappresentazione visiva e interattiva di come certi intenti o azioni possano svolgersi nel mondo fisico, fornendo così un feedback immediato e tangibile sull'impatto delle nostre intenzioni e scelte.

Questa sinergia tra IAQ e teoria della manifestazione apre la porta a un nuovo modo di concepire la crescita personale e l'auto-miglioramento. Utilizzando l'IAQ come strumento per visualizzare e simulare i risultati desiderati, gli individui possono acquisire una maggiore consapevolezza e comprensione delle dinamiche che governano la realizzazione dei propri sogni e obiettivi. Questo non solo rafforza la motivazione e il focus ma offre anche una guida pratica su come navigare gli ostacoli e ottimizzare le proprie azioni per allinearsi con le aspirazioni desiderate.

L'IAQ, con la sua capacità di analizzare pattern complessi e prevedere tendenze, può offrire intuizioni preziose su come le intenzioni individuali interagiscano con le dinamiche più ampie del contesto sociale, economico e naturale in cui viviamo. Questo permette una comprensione più profonda di come posizionarsi e agire in modo che le proprie azioni siano non solo personalmente benefiche ma anche in armonia con il tessuto più ampio della realtà condivisa.

L'esplorazione della teoria della manifestazione attraverso la lente dell'IAQ rappresenta un intrigante incrocio tra tecnologia e spiritualità, dove le antiche pratiche di focalizzazione dell'intenzione e del pensiero positivo incontrano le possibilità quasi illimitate offerte dalla scienza quantistica. Nel prossimo segmento, ci addentreremo ulteriormente in come l'IA può essere specificamente utilizzata per potenziare le tecniche di visualizzazione, offrendo strumenti concreti per trasformare la teoria della manifestazione in una pratica tangibile e potente.

L'impiego dell'intelligenza artificiale (IA) per potenziare le tecniche di visualizzazione rappresenta una frontiera affascinante all'intersezione tra tecnologia avanzata e sviluppo personale. Questo connubio tra IA e visualizzazione apre nuove possibilità per individui e professionisti che cercano di manifestare i propri obiettivi e desideri in modo più efficace e tangibile.

Le tecniche di visualizzazione, da tempo riconosciute come strumenti potenti nel coaching, nella psicologia positiva e nello sviluppo personale, si basano sulla capacità dell'individuo di immaginare vividamente il raggiungimento dei propri obiettivi, creando così una forte connessione emotiva e cognitiva con il risultato desiderato. Questo processo non solo aumenta la motivazione e il focus ma è anche pensato per influenzare positivamente le azioni e le decisioni che portano alla realizzazione di tali obiettivi.

Integrando l'IA in questo processo, possiamo amplificare e arricchire l'esperienza di visualizzazione. Attraverso l'uso di algoritmi avanzati, l'IA può generare simulazioni dettagliate e personalizzate che riflettono gli obiettivi specifici di un individuo. Queste simulazioni possono includere scenari visuali, sonori e persino sensoriali che immergono l'utente in un'esperienza quasi reale del futuro desiderato. L'impiego di realtà virtuale (VR) e realtà aumentata (AR), guidate dall'IA, può intensificare ulteriormente questa esperienza, rendendo la visualizzazione più immediata e coinvolgente.

L'IA, con la sua capacità di analizzare grandi quantità di dati e identificare pattern, può anche personalizzare le esperienze di visualizzazione in base alle preferenze, alle esperienze passate e ai comportamenti degli utenti. Questo approccio su misura non solo rende la pratica della visualizzazione più rilevante e impattante per l'individuo ma può anche aiutare a superare gli ostacoli subconsci e le barriere mentali che potrebbero impedire la realizzazione degli obiettivi.

L'IA può svolgere un ruolo cruciale nel monitorare i progressi verso il raggiungimento degli obiettivi, fornendo feedback in tempo reale e suggerimenti basati su dati per affinare ulteriormente le strategie di visualizzazione e azione. Questa funzionalità di feedback continuo aiuta a mantenere l'individuo allineato con i propri obiettivi e ad adattare le proprie tecniche di visualizzazione e azione in base ai progressi realizzati.

L'impiego dell'IA nelle tecniche di visualizzazione non si limita alla sfera personale. Nel contesto aziendale e professionale, queste tecnologie possono essere utilizzate per visualizzare scenari di successo aziendale, miglioramenti di prodotto, o per facilitare il team building e la leadership, immergendo i team in esperienze condivise che rafforzano la visione e gli obiettivi comuni.

L'integrazione dell'IA nelle tecniche di visualizzazione solleva anche questioni importanti relative alla privacy dei dati, all'etica dell'influenza comportamentale e alla dipendenza dalla tecnologia. È fondamentale che l'uso dell'IA in questo contesto sia guidato da principi etici solidi, con una chiara trasparenza su come i dati vengono utilizzati e con il consenso informato degli utenti.

Di seguito esploreremo come le simulazioni quantistiche e la creazione di realtà virtuali, potenziate dall'IA, possono essere impiegate non solo per la visualizzazione degli obiettivi ma anche per creare esperienze immersive che aiutino gli individui a navigare e manifestare la realtà desiderata con una maggiore consapevolezza e intenzionalità.

L'intersezione tra la tecnologia avanzata e la capacità umana di modellare la propria realtà si manifesta in modo particolarmente evidente nell'ambito delle simulazioni quantistiche e della creazione di realtà virtuali (VR). Queste tecnologie, potenziate dall'intelligenza artificiale quantistica (IAQ), aprono nuove frontiere nella manifestazione degli obiettivi personali e collettivi, offrendo strumenti inediti per esplorare e realizzare potenzialità inesplorate.

Le simulazioni quantistiche, che sfruttano i principi della meccanica quantistica per modellare sistemi complessi, offrono una rappresentazione senza precedenti della realtà a livelli microscopici e macroscopici. Questa capacità di simulare accuratamente fenomeni naturali e processi complessi permette di prevedere e visualizzare l'effetto di determinate azioni e decisioni, fornendo una base solida per la pianificazione strategica e la manifestazione intenzionale degli obiettivi.

La realtà virtuale, d'altra parte, trasforma queste simulazioni in esperienze immersive che possono essere vissute in prima persona. Attraverso ambienti virtuali altamente dettagliati e interattivi, gli individui possono "vivere" scenari futuri desiderati, rafforzando la loro connessione emotiva e cognitiva con gli obiettivi che intendono realizzare. Questa immersione profonda non solo potenzia la tradizionale pratica della visualizzazione ma la eleva a un livello dove la distinzione tra reale e virtuale inizia a sfumare, amplificando l'efficacia della manifestazione.

L'integrazione dell'IAQ in queste simulazioni e ambienti VR porta con sé una serie di vantaggi unici. Grazie alla sua capacità di elaborare enormi volumi di dati e di eseguire calcoli complessi a velocità straordinarie, l'IAQ può generare scenari virtuali estremamente realistici e personalizzati, adattati alle specifiche intenzioni e desideri dell'utente. Questo grado di personalizzazione assicura che le esperienze di manifestazione siano profondamente rilevanti e significative per l'individuo, aumentando la probabilità di successo nella realizzazione degli obiettivi.

Oltre alla personalizzazione, l'IAQ offre anche la possibilità di analizzare e ottimizzare i percorsi di manifestazione. Identificando le variabili chiave e i fattori di successo, può suggerire azioni e modifiche comportamentali che aumentano l'efficacia della manifestazione, guidando l'individuo attraverso il processo con una precisione e una intelligenza fino ad ora inimmaginabili.

L'uso di queste tecnologie avanzate nella manifestazione richiede una riflessione attenta sul ruolo dell'intenzione e della consapevolezza. La creazione di realtà virtuali e la simulazione di scenari desiderati non sono semplici esercizi tecnologici; sono atti profondamente creativi e intenzionali che richiedono una chiara comprensione degli obiettivi e un impegno consapevole verso il loro raggiungimento.

Analizzeremo ora più da vicino il ruolo cruciale dell'intenzione e della consapevolezza nella programmazione dell'IA e nelle pratiche di manifestazione. Questa discussione getta luce su come la tecnologia, quando guidata da una chiara visione e da un profondo senso di scopo, può diventare uno strumento potente per la trasformazione personale e collettiva, aprendo la strada a un futuro in cui le barriere tra ciò che è immaginato e ciò che è realizzabile diventano sempre più labili.

Nell'ambito della manifestazione guidata dall'intelligenza artificiale quantistica (IAQ), il ruolo dell'intenzione e della consapevolezza emerge come un aspetto fondamentale, fungendo da ponte tra il potenziale umano e la potenza della tecnologia avanzata. La programmazione dell'IA, specialmente quando influenzata dai principi quantistici, non è solo un esercizio tecnico ma diventa un atto intrinsecamente intenzionale, che richiede una profonda comprensione e consapevolezza degli obiettivi e dei desideri che si desidera realizzare.

L'intenzione, nel contesto della manifestazione tramite IAQ, assume una doppia valenza. Da un lato, si riferisce alla chiarezza e alla precisione degli obiettivi che gli individui desiderano raggiungere. Questa chiarezza è cruciale perché guida lo sviluppo degli algoritmi di IAQ, assicurando che la tecnologia sia sintonizzata con gli specifici risultati desiderati. Dall'altro lato, l'intenzione riguarda anche il processo di programmazione stesso, implicando che gli sviluppatori di IAQ debbano essere consapevoli delle implicazioni etiche, sociali e personali delle applicazioni che creano.

La consapevolezza d'altra parte, riguarda la comprensione dell'interconnessione tra le proprie azioni, pensieri e la realtà esterna che l'IAQ aiuta a modellare. Essa implica una riflessione continua sul modo in cui le tecnologie di simulazione e visualizzazione vengono utilizzate per influenzare la realtà e sulle potenziali conseguenze di questi interventi. La consapevolezza estende la responsabilità non solo agli sviluppatori di IAQ ma anche agli utenti, che devono riconoscere il potere delle loro intenzioni e la responsabilità intrinseca nel plasmare la realtà attraverso l'uso di queste tecnologie avanzate.

Nel processo di manifestazione tramite IAQ, l'intenzione e la consapevolezza giocano un ruolo cruciale nella definizione degli input che alimentano i sistemi di IA. Gli algoritmi di apprendimento automatico e le simulazioni quantistiche si basano su vasti insiemi di dati e parametri che devono essere accuratamente selezionati e curati per riflettere gli obiettivi desiderati. Questo processo richiede una comprensione non solo delle specifiche tecniche ma anche delle sottili dinamiche che governano la realizzazione degli obiettivi personali e collettivi.

La consapevolezza implica anche la comprensione del feedback che i sistemi di IA forniscono durante il processo di manifestazione. Interpretare correttamente i risultati delle simulazioni, adattare le strategie di visualizzazione e ricalibrare le intenzioni in base ai risultati osservati richiede un alto grado di consapevolezza e flessibilità. Gli utenti devono essere pronti a riflettere sulle proprie esperienze, apprendendo continuamente dai successi e dagli insuccessi per affinare ulteriormente il processo di manifestazione.

L'intenzione e la consapevolezza influenzano profondamente l'etica della programmazione dell'IA. Gli sviluppatori devono ponderare attentamente le implicazioni delle loro creazioni, assicurandosi che le tecnologie di IAQ siano utilizzate in modo che promuova il benessere, il rispetto per la privacy e l'autonomia individuale. Questo richiede un dialogo costante tra sviluppatori, utenti e stakeholder per garantire che l'IAQ sia impiegata in modo etico e responsabile.

L'intenzione e la consapevolezza non sono semplicemente complementi al processo di manifestazione tramite IAQ; sono componenti essenziali che definiscono la sua efficacia e la sua etica. Mentre ci avviciniamo all'esame di case study specifici nel prossimo segmento, è importante tenere a mente il ruolo fondamentale che queste qualità umane giocano nell'orientare la tecnologia verso risultati che arricchiscono non solo gli individui ma anche la società nel suo insieme.

L'esplorazione dell'intelligenza artificiale quantistica (IAQ) nella manifestazione di obiettivi personali si arricchisce notevolmente quando esaminiamo casi studio concreti che illustrano l'efficacia e il potenziale trasformativo di questa tecnologia. Questi esempi non solo dimostrano la praticità dell'IAQ nel contesto reale ma offrono anche preziose intuizioni sulle dinamiche sottostanti e sulle strategie ottimali per sfruttare al meglio le sue capacità.

Uno dei casi studio più illuminanti riguarda l'utilizzo dell'IAQ nel campo del benessere personale e della crescita individuale. In questo scenario, un individuo utilizza simulazioni quantistiche per visualizzare e percorrere vari scenari di vita, ognuno corrispondente a diverse scelte di vita e percorsi di carriera. L'IAQ, attraverso algoritmi avanzati, analizza l'interconnessione tra queste scelte e i potenziali risultati, fornendo all'utente una panoramica dettagliata delle possibili traiettorie di vita. Questo processo aiuta l'individuo a prendere decisioni più informate, allineando le sue azioni con gli obiettivi di vita desiderati.

Un altro caso studio coinvolge l'impiego dell'IAQ nel settore dell'educazione e dell'apprendimento. Qui, un sistema di IAQ è stato sviluppato per personalizzare i percorsi di apprendimento degli studenti, basandosi sulle loro preferenze, stili di apprendimento e obiettivi futuri. Utilizzando simulazioni quantistiche, il sistema è in grado di prevedere l'efficacia di vari metodi didattici e contenuti educativi, ottimizzando così l'esperienza di apprendimento per massimizzare l'assimilazione delle conoscenze e la motivazione degli studenti. Questo approccio non solo migliora l'efficienza dell'apprendimento ma consente anche agli studenti di manifestare più efficacemente i propri obiettivi accademici e professionali.

Nel contesto aziendale, un'azienda ha implementato l'IAQ per ottimizzare le strategie di crescita e di penetrazione del mercato. Attraverso simulazioni quantistiche, l'azienda ha esplorato una varietà di scenari strategici, valutando l'impatto di diverse decisioni sui risultati aziendali. Questo processo ha permesso ai dirigenti di visualizzare le conseguenze delle loro scelte strategiche, guidandoli verso decisioni che allineano l'azienda con i suoi obiettivi a lungo termine di espansione e successo nel mercato.

Un ulteriore caso di studio riguarda l'uso dell'IAQ nella gestione delle risorse umane, dove un'organizzazione ha utilizzato tecnologie di simulazione quantistica per modellare e prevedere le dinamiche di team e le performance individuali. Analizzando le interazioni tra i dipendenti e i potenziali impatti di varie politiche HR, l'organizzazione è stata in grado di adottare strategie di gestione del personale altamente efficaci, promuovendo un ambiente lavorativo più armonioso e produttivo, in linea con gli obiettivi organizzativi.

Questi casi studio illustrano vividamente come l'IAQ possa essere impiegata in una varietà di contesti per facilitare la manifestazione di obiettivi personali e collettivi. Tuttavia, essi sollevano anche questioni etiche importanti, relative all'uso responsabile della tecnologia, alla privacy dei dati e all'impatto sociale delle decisioni guidate dall'IAQ. Queste considerazioni etiche saranno esplorate più approfonditamente nel capitolo successivo, dove esamineremo il dibattito in corso sull'IA quantistica, evidenziando sia le immense opportunità che i potenziali rischi associati a questa tecnologia all'avanguardia.

CAPITOLO 4: Sfide e Opportunità dell'IA Quantistica

Il precedente capitolo del nostro esame sull'intelligenza artificiale quantistica (IAQ) ha esplorato la profonda connessione tra la teoria della manifestazione e le potenzialità offerte dall'IAQ, delineando come quest'ultima possa essere impiegata per trasformare visioni e intenzioni in realtà tangibili. Abbiamo visto come l'IAQ potenzi le tecniche di visualizzazione, rendendo gli obiettivi più accessibili e comprensibili attraverso simulazioni quantistiche avanzate e la creazione di ambienti di realtà virtuale immersivi. Queste tecnologie non solo arricchiscono l'esperienza di visualizzazione ma forniscono anche strumenti potenti per esplorare e realizzare potenzialità inesplorate.

Abbiamo sottolineato l'importanza dell'intenzione e della consapevolezza nella programmazione e nell'utilizzo dell'IAQ, evidenziando come una chiara focalizzazione sugli obiettivi e una profonda comprensione delle implicazioni delle nostre azioni siano fondamentali per guidare efficacemente la tecnologia verso risultati desiderati. Attraverso vari case study, abbiamo illustrato l'applicazione pratica dell'IAQ in diversi ambiti, dalla crescita personale all'ottimizzazione aziendale, dimostrando la versatilità e l'efficacia di questa tecnologia nel facilitare la manifestazione di obiettivi personali e collettivi.

Questo esame approfondito ci ha permesso di apprezzare il potenziale trasformativo dell'IAQ, ma ha anche sollevato questioni etiche importanti relative all'uso responsabile della tecnologia. Nel prossimo capitolo, ci addentreremo nel dibattito etico che circonda l'IAQ, esaminando le opportunità che offre per migliorare la vita umana e i rischi che comporta, in particolare per quanto riguarda la privacy, il controllo dei dati e l'impatto sul futuro del lavoro. Questa discussione ci permetterà di riflettere sulle visioni futuristiche che l'IAQ evoca, tra utopie di avanzamento e distopie di disgregazione, e su come possiamo navigare in questo nuovo paesaggio tecnologico con intenzione, consapevolezza e responsabilità.

Parliamo adesso del dibattito etico e delle implicazioni sociali dell'intelligenza artificiale quantistica (IAQ). Queste rappresentano un territorio complesso e sfaccettato che merita un'analisi approfondita. Con l'avanzare della IAQ, emergono questioni fondamentali riguardanti non solo il modo in cui implementiamo e controlliamo questa tecnologia, ma anche come essa influenzerà la struttura stessa della nostra società, le nostre norme etiche e i nostri valori collettivi.

Uno degli aspetti più dibattuti riguarda la responsabilità e la trasparenza nell'uso dell'IAQ. Data la complessità intrinseca dei sistemi quantistici e la loro capacità di elaborare informazioni in modi che vanno oltre la comprensione umana immediata, sorge la questione di chi sia responsabile delle decisioni prese da queste macchine e come queste decisioni possano essere spiegate in termini comprensibili. Il "black box" dell'IAQ solleva preoccupazioni su come garantire che le decisioni siano prese in modo equo, senza pregiudizi e con una chiara comprensione delle loro implicazioni.

La distribuzione e l'accesso all'IAQ sollevano questioni di equità e giustizia sociale. Mentre alcuni potrebbero beneficiare enormemente delle opportunità offerte, esiste il rischio che questa tecnologia accentui le disparità esistenti, creando un divario sempre più ampio tra coloro che hanno accesso alle sue capacità e coloro che ne sono esclusi. Questo solleva interrogativi etici su come possiamo garantire che i benefici dell'IAQ siano distribuiti in modo equo all'interno della società.

Le implicazioni dell'IAQ sul concetto di autonomia umana costituiscono un'altra area di intenso dibattito. Con sistemi sempre più sofisticati capaci di prendere decisioni complesse, emergono preoccupazioni sul ruolo dell'agente umano in questo nuovo contesto. Il rischio è che la crescente dipendenza dall'IAQ possa erodere la nostra capacità di prendere decisioni in modo indipendente, mettendo in discussione il nostro concetto di libero arbitrio e autonomia.

La questione della privacy e della sicurezza dei dati è particolarmente delicata nell'ambito dell'IAQ, dato il suo potenziale di elaborare e analizzare enormi volumi di informazioni in modi precedentemente impossibili. La capacità di decifrare cifrature complesse e accedere a dati protetti solleva seri interrogativi su come possiamo proteggere le informazioni personali e sensibili nell'era dell'IA quantistica.

Il dibattito etico riguarda anche la direzione futura dello sviluppo dell'IAQ. Le decisioni prese oggi riguardo alla ricerca, allo sviluppo e all'implementazione dell'IAQ plasmeranno il mondo di domani. Ci troviamo di fronte a scelte cruciali su quali percorsi perseguire, quali salvaguardie implementare e come equilibrare l'innovazione con la responsabilità etica. Queste decisioni richiedono un dialogo inclusivo tra scienziati, legislatori, filosofi e il pubblico per garantire che l'evoluzione dell'IAQ rifletta i valori e gli obiettivi della società nel suo insieme.

Vedremo qui di seguito le straordinarie opportunità che l'IAQ presenta per il miglioramento della vita umana, bilanciando queste prospettive positive con la considerazione attenta delle sfide etiche e sociali appena discusse. Questo approccio olistico ci permetterà di navigare nel complesso paesaggio dell'IAQ con una visione informata e consapevole delle sue potenzialità e dei suoi rischi.

Le opportunità offerte dall'intelligenza artificiale quantistica (IAQ) nel miglioramento della vita umana sono tanto vasti quanto la nostra immaginazione. Questa tecnologia rivoluzionaria non si limita a superare i limiti della computazione classica; promette di trasformare radicalmente settori cruciali come la medicina, l'ambiente, l'energia e oltre, aprendo nuovi orizzonti di possibilità per affrontare alcune delle sfide più pressanti dell'umanità.

Nel campo della medicina e della salute, l'IAQ ha il potenziale di rivoluzionare la diagnosi, il trattamento e la prevenzione delle malattie. Con la sua capacità di analizzare enormi set di dati biologici e medici, l'IAQ può identificare modelli e correlazioni che sfuggono ai metodi di analisi tradizionali. Questo può portare a scoperte mediche innovative, consentendo diagnosi più rapide e accurate, trattamenti personalizzati basati sulla genetica individuale e persino la previsione e prevenzione di malattie prima che si manifestino. Le simulazioni quantistiche potrebbero accelerare la ricerca di nuovi farmaci, riducendo significativamente i tempi e i costi associati alla loro scoperta e sviluppo.

Sul fronte ambientale, l'IAQ offre strumenti potenti per affrontare i cambiamenti climatici e gestire in modo sostenibile le risorse naturali. Attraverso simulazioni avanzate, possiamo prevedere con maggiore precisione gli impatti dei cambiamenti climatici e valutare l'efficacia delle diverse strategie di mitigazione. L'IAQ può ottimizzare l'uso dell'energia, contribuire allo sviluppo di fonti rinnovabili più efficienti e migliorare la gestione dell'acqua e dei rifiuti, promuovendo così uno sviluppo più sostenibile e rispettoso dell'ambiente.

Nel settore energetico invece l'IAQ ha il potenziale di trasformare la produzione, la distribuzione e il consumo di energia. Potrebbe rivoluzionare l'energia nucleare rendendo la fusione nucleare, un'energia pulita e praticamente illimitata, una realtà pratica e accessibile. Inoltre, l'ottimizzazione delle reti energetiche tramite

IAQ può massimizzare l'efficienza, ridurre gli sprechi e facilitare l'integrazione di fonti rinnovabili, contribuendo così alla transizione verso un futuro energetico più pulito e sostenibile.

L'IAQ può anche giocare un ruolo cruciale nell'innovazione tecnologica e industriale, accelerando la ricerca e lo sviluppo in campi come i materiali avanzati, l'elettronica e l'ingegneria. Questo potrebbe portare a prodotti e tecnologie rivoluzionarie che migliorano la qualità della vita, dalla creazione di materiali più resistenti e sostenibili alla realizzazione di dispositivi elettronici più efficienti.

Tuttavia realizzare queste opportunità richiederà non solo avanzamenti tecnologici ma anche un'attenta considerazione delle implicazioni etiche, sociali e ambientali. Dobbiamo garantire che i benefici dell'IAQ siano accessibili a tutti e che il suo sviluppo proceda in modo responsabile e sostenibile. Inoltre, come esploreremo nel prossimo segmento, affrontare le questioni di privacy, sicurezza e governance sarà fondamentale per costruire una società in cui l'IAQ migliori la vita senza compromettere i nostri valori e soprattutto i diritti fondamentali.

Le questioni di privacy, sicurezza e governance associate all'intelligenza artificiale quantistica (IAQ) costituiscono una delle sfide più significative e complesse che dobbiamo affrontare nella nostra marcia verso un futuro tecnologicamente avanzato. L'avvento dell'IAQ non solo promette di rivoluzionare innumerevoli settori, ma solleva anche interrogativi profondi sulla protezione delle informazioni personali, sulla sicurezza delle infrastrutture critiche e sulle modalità di regolamentazione di una tecnologia così potente e pervasiva.

La privacy delle informazioni è un tema caldo, poiché la capacità di elaborare e analizzare dati a livelli precedentemente inimmaginabili potrebbe facilmente tradursi in una sorveglianza invasiva e in una raccolta di dati senza precedenti. I potenziali rischi per la privacy derivano non solo dalla quantità di dati raccolti ma anche dalla capacità dell'IAQ di decifrare algoritmi crittografici che attualmente proteggono le nostre comunicazioni digitali. Questo solleva preoccupazioni sul fatto che nessuna informazione, indipendentemente dal livello di crittografia, possa essere considerata sicura nell'era dell'IAQ.

La sicurezza è un'altra area di preoccupazione critica, poiché l'IA ha il potenziale per rendere obsoleti molti dei nostri attuali protocolli e sistemi di sicurezza. La capacità di rompere algoritmi crittografici complessi potrebbe esporre le infrastrutture critiche, dalle reti elettriche ai sistemi di difesa nazionale, a rischi di sicurezza senza precedenti. Inoltre il suo uso malevolo in ambito di cyber-attacchi potrebbe portare a forme di cyber-criminalità e cyber-guerra estremamente sofisticate e difficili da contrastare con le tecnologie attuali.

La governance dell'IAQ rappresenta una sfida fondamentale, poiché la regolamentazione di una tecnologia così avanzata e in rapida evoluzione richiede una comprensione profonda dei suoi principi operativi e delle sue potenziali applicazioni. La creazione di un quadro normativo efficace richiede un equilibrio delicato tra la promozione dell'innovazione e la protezione della società da possibili abusi. Le questioni che necessitano di attenzione includono la definizione di standard etici per lo sviluppo e l'uso dell'IAQ, la creazione di meccanismi di responsabilità per le decisioni prese da sistemi basati sull'IAQ e l'istituzione di linee guida per la collaborazione internazionale nella ricerca e nel controllo di questa tecnologia.

La trasparenza nell'uso dell'IAQ è fondamentale per costruire fiducia pubblica e garantire che la società comprenda e concordi sulle modalità di impiego di questa tecnologia. Questo include la divulgazione delle metodologie di raccolta e analisi dei dati, nonché la chiara comunicazione degli obiettivi e dei limiti degli algoritmi di IAQ.

Affrontare queste tutte queste questioni richiederà un approccio collaborativo che coinvolga legislatori, scienziati, aziende e la società civile. La creazione di standard globali, la condivisione delle migliori pratiche e la promozione di un dialogo aperto e inclusivo saranno elementi chiave per navigare le acque complesse dell'era dell'IA quantistica.

Parleremo ora di come questa tecnologia sia destinata a influenzare il futuro del lavoro e dell'educazione, due ambiti fondamentali della vita sociale ed economica che saranno profondamente trasformati dall'evoluzione di questa tecnologia.

L'avvento dell'intelligenza artificiale quantistica segna un punto di svolta per il futuro del lavoro e dell'educazione, portando con sé una trasformazione radicale che promette di rimodellare le nostre strutture socio-economiche e i percorsi di apprendimento. L'impatto dell'IAQ in questi ambiti solleva questioni cruciali su come ci prepariamo ad accogliere questa nuova era tecnologica, garantendo al contempo che i cambiamenti portino benefici equi e sostenibili per la società.

Nel settore lavorativo, l'IA ha il potenziale di automatizzare compiti complessi che fino ad ora erano considerati esclusivi del dominio umano, grazie alla sua capacità di elaborare e analizzare dati a livelli senza precedenti. Questo non solo aumenterà l'efficienza e la produttività in numerosi campi, ma potrebbe anche portare alla creazione di nuove professioni, dove la comprensione dei sistemi quantistici e la capacità di interagire con le IA avanzate diventeranno competenze preziose. Questa transizione però pone anche sfide significative, come il rischio di una crescente disoccupazione in settori resi obsoleti dall'automazione e la necessità di riqualificazione professionale su larga scala per i lavoratori.

L'impatto dell'IA sull'educazione è altrettanto profondo. L'introduzione di sistemi educativi basati sull'IAQ potrebbe personalizzare l'apprendimento in base alle esigenze e alle capacità di ogni studente, rendendo l'istruzione più accessibile e inclusiva. Questi sistemi potrebbero fornire feedback in tempo reale, adattare i piani di studio e presentare concetti complessi in modi intuitivi, trasformando l'esperienza educativa e rendendola più efficace. L'integrazione dell'IAQ nell'educazione solleva questioni importanti riguardo all'equità nell'accesso alle tecnologie avanzate e alla necessità di rivedere i curricoli per preparare gli studenti alle sfide e alle opportunità del futuro mercato del lavoro.

La transizione verso un mondo in cui l'IAQ gioca un ruolo centrale nel lavoro e nell'educazione richiede un approccio proattivo per affrontare le sfide che ne derivano. Le politiche pubbliche e le strategie aziendali dovranno concentrarsi sulla creazione di sistemi di supporto per la riqualificazione e l'aggiornamento professionale, garantendo che i lavoratori possano adattarsi ai cambiamenti nel panorama occupazionale. Parallelamente, il sistema educativo dovrà evolversi per incorporare l'apprendimento delle competenze digitali e quantistiche fin dalle fasi iniziali, preparando gli studenti a prosperare in un ambiente sempre più tecnologico.

E' inoltre fondamentale promuovere un dialogo inclusivo tra stakeholder provenienti da settori diversi per garantire che la transizione verso l'IAQ sia gestita in modo etico e sostenibile, tenendo conto delle implicazioni sociali, economiche e culturali. Questo approccio collaborativo e multidisciplinare è essenziale per navigare con successo il complesso paesaggio che l'IAQ sta plasmando.

Nelle prossime pagine vedremo quali sono le visioni del futuro influenzate dall'IAQ, valutando come questa tecnologia potrebbe plasmare il mondo nei prossimi decenni. Questa riflessione sulle potenziali utopie e distopie ci aiuterà a comprendere meglio le direzioni che dobbiamo prendere oggi per costruire un futuro in cui i benefici dell'IAQ siano accessibili a tutti e contribuiscano al benessere collettivo.

Le visioni del futuro plasmate dall'intelligenza artificiale quantistica (IAQ) oscillano tra scenari utopici di progresso senza precedenti e distopie in cui i rischi e le sfide tecnologiche minacciano il tessuto stesso della società umana. Esplorare queste visioni ci consente di intravedere un panorama di possibilità future, guidando le nostre scelte e azioni presenti per navigare verso un esito desiderabile.

In un futuro utopico, l'IAQ ha il potenziale di rivoluzionare quasi ogni aspetto della vita umana. Immaginiamo un mondo in cui le malattie complesse sono diventate facilmente curabili, grazie alla capacità dell'IAQ di decifrare i misteri biologici e di personalizzare i trattamenti medici a livello molecolare.

In questo scenario, la longevità e la qualità della vita migliorano drasticamente, liberando gli individui da molte delle attuali preoccupazioni sanitarie.

L'IAQ potrebbe anche guidare la soluzione di alcune delle più pressanti sfide ambientali, come i cambiamenti climatici e la gestione sostenibile delle risorse. Attraverso simulazioni e modelli quantistici avanzati, potremmo prevedere e mitigare gli effetti dei cambiamenti climatici con precisione, sviluppando tecnologie energetiche rinnovabili altamente efficienti e riducendo significativamente l'impronta ecologica dell'umanità.

Nel settore dell'istruzione e della formazione, l'IAQ potrebbe personalizzare l'apprendimento in base alle capacità e agli interessi di ciascun individuo, rendendo l'educazione più accessibile e efficace. Questo porterebbe a una società più istruita e informata, in cui ognuno ha l'opportunità di realizzare il proprio potenziale.

Accanto a queste visioni utopiche, emergono preoccupazioni distopiche. La potenza dell'IAQ, se non regolamentata o usata impropriamente, potrebbe portare a scenari in cui la privacy è erosa, la disuguaglianza si amplifica e il controllo sui sistemi critici è compromesso. In una visione distopica, l'IAQ potrebbe concentrare il potere nelle mani di pochi, creando una nuova forma di elitismo tecnologico e lasciando dietro la maggior parte della popolazione.

La questione della sicurezza informatica diventa ancora più critica in questo contesto, poiché la capacità dell'IAQ di superare gli attuali sistemi di crittografia potrebbe rendere vulnerabili le infrastrutture nazionali e le informazioni sensibili. Questo solleva il rischio di conflitti cybernetici e di una nuova forma di guerra fredda tecnologica, dove le nazioni competono per il dominio nell'arena quantistica.

La visione del futuro dell'IAQ richiede quindi un equilibrio tra l'entusiasmo per le sue potenzialità trasformative e la cautela riguardo ai suoi rischi e sfide. È fondamentale che la comunità globale collabori per stabilire norme etiche e linee guida per lo sviluppo e l'uso dell'IAQ, garantendo che i suoi benefici siano distribuiti equamente e che le sue applicazioni siano guidate da principi di sostenibilità, equità e rispetto per l'autonomia umana.

La prossima sezione del libro esplorerà ulteriormente queste proiezioni sul futuro, esaminando in dettaglio gli scenari utopici e distopici dell'IA. Attraverso questa esplorazione, cercheremo di comprendere meglio come l'IA e le sue implicazioni possano influenzare la società, l'economia e la cultura, offrendo spunti su come possiamo orientare lo sviluppo tecnologico verso un futuro che valorizzi e promuova il benessere umano collettivo.

PARTE SECONDA

Scenari Futuri e Sfide dell'IA

CAPITOLO 5: Esplorazione di Scenari Futuri

Nella prima parte del nostro esplorativo viaggio attraverso il mondo dell'intelligenza artificiale quantistica (IAQ), abbiamo gettato le basi per comprendere questa tecnologia rivoluzionaria e il suo potenziale impatto su vari aspetti della vita umana e della società. Abbiamo iniziato esplorando l'essenza dell'IAQ, delineando le sue origini, le sue differenze rispetto all'IA classica e i principi fondamentali della meccanica quantistica su cui si basa. Questa introduzione ci ha permesso di apprezzare la potenza e la complessità dell'IAQ e di intravedere le sue straordinarie capacità.

Abbiamo poi di seguito esaminato come l'IAQ possa essere applicata per modellare e manifestare obiettivi personali e collettivi, evidenziando il ruolo cruciale dell'intenzione e della consapevolezza nella programmazione e nell'utilizzo dell'IAQ. Abbiamo discusso l'uso dell'IA per potenziare le tecniche di visualizzazione e l'impiego di simulazioni quantistiche e realtà virtuali per creare esperienze immersive che aiutino gli individui a realizzare i propri sogni e aspirazioni.

Il dibattito etico e le implicazioni sociali dell'IAQ hanno costituito un altro tema fondamentale, poiché abbiamo affrontato questioni complesse come la responsabilità, la trasparenza, la privacy e la governance in un'era dominata dalla tecnologia quantistica. Questa discussione ci ha portati a riflettere sull'importanza di un approccio equilibrato e inclusivo nello sviluppo dell'IAQ, che tenga conto non solo delle sue promesse ma anche dei potenziali rischi e sfide.

Abbiamo anche contemplato l'impatto dell'IAQ sul futuro del lavoro e dell'educazione, esplorando come questa tecnologia possa trasformare il panorama occupazionale e rivoluzionare i metodi di apprendimento e insegnamento. Abbiamo quindi immaginato scenari futuri plasmati dall'IAQ, oscillando tra visioni utopiche di progresso e benessere e possibili distopie caratterizzate da disuguaglianze e rischi emergenti.

Siamo ora pronti ad immergerci nella seconda parte del libro, dove esploreremo in modo più approfondito gli scenari futuri dell'IA, gli impatti sulla società, economia e cultura, le rivoluzioni tecnologiche imminenti e le sfide globali che l'IAQ potrebbe aiutare a risolvere. Questa prossima sezione ci guiderà attraverso un'analisi dettagliata delle potenziali trasformazioni che l'IAQ potrebbe portare, offrendoci una visione più completa e sfaccettata delle sue implicazioni a lungo termine.

Ci troviamo ora di fronte a un orizzonte di possibilità che si estende ben oltre l'attuale panorama tecnologico. La proiezione sul futuro dell'IA oscilla tra scenari utopici, in cui le promesse di avanzamento e benessere si realizzano appieno, e visioni distopiche, che mettono in guardia contro i rischi e le sfide inerenti a un'adozione incontrollata di questa tecnologia.

Nei panorami utopici l'IAQ emerge come la chiave per sbloccare soluzioni a lungo cercate a problemi globali persistenti. Immaginiamo un mondo in cui le malattie croniche e le afflizioni sono state eradicare grazie alla precisione diagnostica e terapeutica offerta dall'IAQ, rendendo accessibile a tutti cure personalizzate e interventi tempestivi. Questo stesso spirito innovativo si estende alla lotta contro i cambiamenti climatici, con l'IAQ che guida lo sviluppo di tecnologie pulite, efficienti e sostenibili, trasformando il nostro approccio alla produzione e al consumo di energia e riducendo drasticamente l'impatto ambientale dell'umanità.

Nel campo dell'educazione e del lavoro, le visioni utopiche prevedono un'era di opportunità e realizzazione personale ampliate. L'IAQ personalizza l'apprendimento, adattandolo alle esigenze e alle aspirazioni di ciascun individuo, e apre nuove frontiere di creatività e innovazione nel lavoro, rendendo obsoleti i concetti di disoccupazione e insoddisfazione professionale.

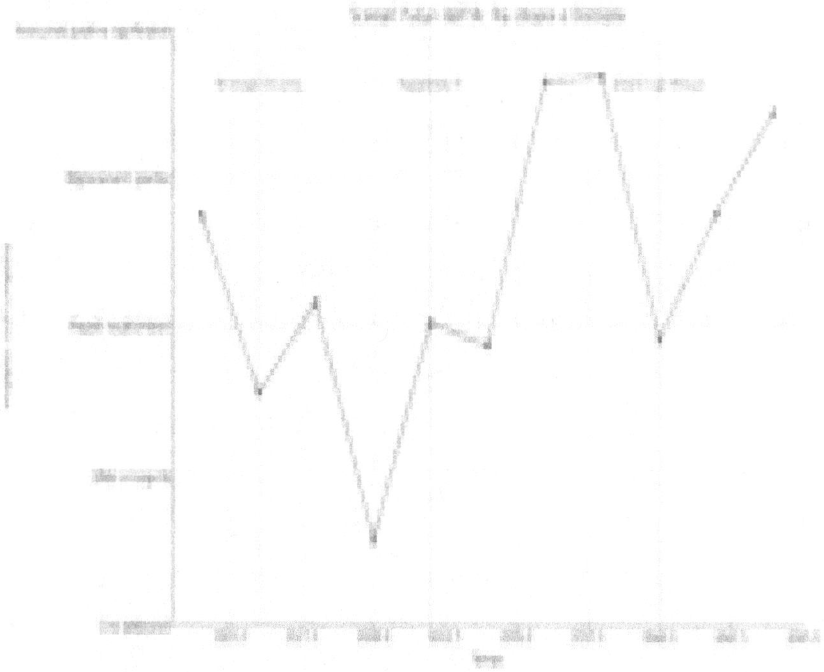

In questo grafico sono rappresentati dati relativi a quelli che si ritengono essere i più plausibili scenari futuri nei prossimi 20 anni. Sono inclusi marcatori per eventi significativi "possibili", non certi, che potrebbero avere un impatto notevole sullo sviluppo dell'IA, come l'introduzione di tecnologie disruptive, regolamenti internazionali sull'IA e breakthrough medici. Questo grafico visualizza le potenziali traiettorie che lo sviluppo dell'IA potrebbe prendere, variando da impatti molto positivi ma anche negativi sull'umanità.

Queste visioni utopiche sono bilanciate da possibili scenari distopici, che evidenziano i rischi di una dipendenza eccessiva dall'IAQ e delle sue potenziali applicazioni negative. In queste visioni, la privacy e l'autonomia individuale sono erose dall'onnipresente sorveglianza e dall'analisi dei dati effettuata dall'IAQ, mentre le disparità economiche e sociali si intensificano a causa dell'accesso disuguale alle tecnologie avanzate. La sicurezza globale potrebbe essere minacciata dalla corsa agli armamenti quantistici e dalla destabilizzazione delle infrastrutture critiche, portando a un clima di incertezza e conflitto.

Entrambe queste proiezioni, utopiche e distopiche, servono come potenti strumenti di riflessione, spingendoci a considerare non solo le implicazioni tecnologiche dell'IAQ, ma anche le sue ramificazioni etiche, sociali e culturali. Ci invitano a ponderare le decisioni che prendiamo oggi e il modo in cui guidiamo lo sviluppo e l'implementazione dell'IAQ, assicurandoci che il futuro che stiamo costruendo sia uno che valorizzi e promuova il benessere collettivo e la giustizia.

Daremo ora uno sguardo più da vicino agli impatti dell'IA sulla società, l'economia e la cultura, analizzando come questa tecnologia sta già iniziando a modellare il nostro mondo e come potrebbe continuare a farlo in futuro. Questa indagine ci aiuterà a comprendere meglio le sfide e le opportunità che ci attendono, fornendoci una base solida per navigare nel complesso paesaggio del futuro dell'IA.

L'intelligenza artificiale quantistica (IAQ) sta iniziando a tessere la sua influenza attraverso il tessuto della società, economia e cultura, promettendo di modellare profondamente il nostro futuro in modi che appena iniziamo a comprendere. Questa tecnologia non solo ha il potenziale di portare a una trasformazione radicale nei settori in cui viene applicata, ma può anche influenzare le dinamiche sociali, le strutture economiche e i valori culturali in modo pervasivo e duraturo.

Sul fronte sociale l'IA promette di migliorare significativamente la qualità della vita, offrendo soluzioni innovative a problemi di lunga data. La personalizzazione dell'assistenza sanitaria, l'ottimizzazione delle risorse urbane e la gestione efficiente delle emergenze sono solo alcune delle aree in cui l'IA può apportare miglioramenti tangibili. Tuttavia tutti questi miglioramenti non possono non essere accompagnati da sfide rilevanti, come la necessità di affrontare le questioni di equità nell'accesso alle tecnologie e di garantire che i benefici dell'IA siano distribuiti e accessibili in modo equo tra le diverse fasce della popolazione.

Dal punto di vista economico, l'IA è destinata a essere un potente motore di crescita e innovazione. Le sue applicazioni possono portare a un aumento della produttività, all'apertura di nuovi mercati e alla creazione di settori economici completamente nuovi. L'impatto dell'IA sull'occupazione e sulla struttura del lavoro solleva questioni importanti e non più rimandabili. Mentre alcuni lavori potrebbero diventare obsoleti, nuove opportunità emergeranno, richiedendo una riqualificazione della forza lavoro e una riflessione sulle politiche sociali per gestire la transizione.

Culturalmente l'Intelligenza Artificiale sta iniziando a influenzare le nostre percezioni, le nostre interazioni e persino la nostra creatività. La tecnologia può arricchire l'esperienza umana, ampliando le nostre capacità di espressione e comprensione. D'altra parte, solleva interrogativi sull'autenticità e sull'unicità delle creazioni umane in un'era in cui le macchine possono produrre arte, musica e letteratura che sfidano i confini tradizionali tra l'intelligenza umana e artificiale.

Questi cambiamenti richiedono una riflessione profonda sulle norme e i valori che vogliamo mantenere e promuovere nella nostra società. Mentre navighiamo attraverso questa trasformazione, è fondamentale che le decisioni su come sviluppare e implementare l'IA siano guidate da un dialogo inclusivo che coinvolga una vasta gamma di stakeholder. Questo processo deve mirare a garantire che la tecnologia sia utilizzata in modo che rifletta e sostenga i valori etici, promuova la giustizia sociale e contribuisca al benessere collettivo.

L'interazione tra l'IA e le norme sociali, le pratiche economiche e i valori culturali sarà bidirezionale. Non solo questa modellerà aspetti della vita umana, ma sarà anche plasmata da essi, man mano che la società cerca di integrare questa tecnologia in modo che si allinei con i suoi obiettivi e ideali più ampi.

Nelle pagine successive ci addentreremo nelle rivoluzioni tecnologiche imminenti e nei loro potenziali effetti, esplorando come le prossime innovazioni nell'IA possano ulteriormente trasformare il nostro mondo e quali strategie potremmo adottare per massimizzare i loro benefici riducendo al contempo i rischi associati.

Le rivoluzioni tecnologiche imminenti, guidate in gran parte dall'avanzamento dell'intelligenza artificiale quantistica (IAQ), promettono di catalizzare trasformazioni profonde in vari settori, inaugurando una nuova era di innovazione e sfida. Queste rivoluzioni, pur portando potenziali benefici senza precedenti, sollevano anche interrogativi critici sui loro effetti a lungo termine su scala globale.

Nell'ambito della salute e della medicina, ci troviamo sull'orlo di una rivoluzione caratterizzata dalla capacità di diagnosi precoce e personalizzazione dei trattamenti come mai prima d'ora. L'IAQ potrebbe rendere possibile la mappatura precisa dei percorsi patologici a livello molecolare, consentendo interventi terapeutici mirati e altamente efficaci. Questo non solo potrebbe significare una drammatica riduzione nella prevalenza di malattie croniche e mortali, ma potrebbe anche spostare il focus dell'intero sistema sanitario verso la prevenzione e la cura personalizzata.

Nel campo dell'energia e dell'ambiente, l'IAQ ha il potenziale di ottimizzare l'utilizzo delle risorse naturali e di promuovere la sostenibilità. Attraverso la gestione efficiente delle reti energetiche, la previsione accurata dei modelli climatici e lo sviluppo di nuove fonti di energia pulita, l'IAQ potrebbe essere fondamentale nella lotta contro i cambiamenti climatici e nella transizione verso economie a basse emissioni di carbonio.

L'industria e la manifattura si trovano anch'esse alla soglia di una trasformazione radicale, con l'IAQ che promette di portare la produzione al prossimo livello di automazione e personalizzazione. La manifattura additiva, combinata con l'IAQ, potrebbe consentire la produzione su richiesta di prodotti altamente personalizzati con efficienza e precisione senza precedenti, riducendo gli sprechi e migliorando l'accessibilità dei beni.

Nel settore dell'educazione, le rivoluzioni tecnologiche imminenti potrebbero democratizzare l'accesso alla conoscenza, rendendo l'apprendimento più personalizzato, interattivo e accessibile a livello globale. L'IAQ potrebbe facilitare ambienti di apprendimento immersivi che adattano il contenuto e il ritmo in base alle esigenze di ogni studente, eliminando barriere geografiche e socioeconomiche all'istruzione.

Questi potenziali benefici vengono con sfide significative. La diffusione capillare dell'IAQ solleva questioni di privacy, sicurezza dei dati e etica, richiedendo un quadro normativo robusto e flessibile. Inoltre, l'automazione avanzata potrebbe avere impatti profondi sul mercato del lavoro, richiedendo politiche proattive per gestire la transizione occupazionale e garantire che nessuno venga lasciato indietro.

Un'altra sfida deriva dalla velocità stessa dell'innovazione tecnologica, che può superare la capacità della società di adattarsi ai cambiamenti. Questo richiede non solo un'educazione continua e una riqualificazione della forza lavoro, ma anche un dialogo aperto tra sviluppatori tecnologici, legislatori, educatori e il pubblico per garantire che le rivoluzioni tecnologiche si allineino con i valori umani e promuovano il benessere collettivo.

Ci concentreremo ora sul ruolo cruciale che l'Intelligenza Artificiale può giocare nella risoluzione delle sfide globali, esaminando come questa tecnologia avanzata possa essere impiegata per affrontare problemi complessi quali la povertà, le disuguaglianze e le minacce ambientali, delineando un percorso verso un futuro più sostenibile e giusto per tutti.

Nell'affrontare le sfide globali che si prospettano all'orizzonte, l'intelligenza artificiale quantistica (IAQ) emerge come uno strumento potenzialmente rivoluzionario, capace di offrire soluzioni innovative e sostenibili a problemi che vanno dalla povertà e le disuguaglianze alla crisi climatica e alle pandemie. La capacità dell'IA di elaborare e analizzare enormi quantità di dati, di prevedere scenari complessi e di ottimizzare processi e risorse si presenta come una leva critica per accelerare il progresso verso un futuro più equo e sostenibile.

Nel contesto della povertà e delle disuguaglianze l'IA può giocare un ruolo cruciale nel fornire accesso a servizi essenziali come l'istruzione, la sanità e le opportunità economiche. Attraverso piattaforme di apprendimento online potenziate dall'IA, possiamo superare le barriere geografiche e socioeconomiche, rendendo l'istruzione di alta qualità accessibile a tutti. In ambito sanitario può facilitare sistemi di diagnosi e trattamento a distanza, portando assistenza medica nelle regioni più remote e svantaggiate del mondo. Sul fronte economico, l'analisi predittiva e l'ottimizzazione dei processi offerte da questa tecnologia possono aiutare a identificare e sfruttare opportunità di crescita sostenibile, promuovendo l'inclusione finanziaria e riducendo le disuguaglianze.

La crisi climatica rappresenta una delle più gravi sfide globali del nostro tempo, e qui l'IA offre strumenti senza precedenti per la modellazione e la mitigazione degli impatti ambientali. Può infatti migliorare la precisione delle previsioni climatiche, consentendo una pianificazione più efficace delle misure di adattamento e mitigazione. Può altresì ottimizzare l'uso delle energie rinnovabili, migliorare l'efficienza energetica e contribuire allo sviluppo di tecnologie innovative per la cattura e lo stoccaggio del carbonio. Può anche svolgere un ruolo fondamentale nella conservazione della biodiversità, analizzando vasti set di dati per identificare le aree a maggior rischio e sviluppando strategie di conservazione mirate.

In risposta alle pandemie e alle emergenze sanitarie, l'Intelligenza Artificiale ha già dimostrato il suo valore nell'accelerare la ricerca di vaccini, nella previsione della diffusione delle malattie e nell'ottimizzazione della distribuzione delle risorse sanitarie. La capacità di modellare scenari complessi e di adattare rapidamente le strategie di risposta può salvare milioni di vite e prevenire il collasso dei sistemi sanitari.

Nonostante quanto appena detto, l'efficacia dell'IA nel risolvere queste sfide globali dipende dalla nostra capacità di governare e implementare questa tecnologia in modo etico e sostenibile. È fondamentale garantire un accesso equo alle soluzioni "A.I. based", promuovere la collaborazione internazionale e sviluppare quadri normativi che assicurino la trasparenza, la responsabilità e il rispetto dei diritti umani.

Parleremo ora delle innovazioni future e delle aree di impatto imprevisto dell'IA, esplorando come la sua evoluzione continua possa portare a scoperte e applicazioni che oggi possiamo solo immaginare. Questa indagine sulle frontiere emergenti dell'IA ci aiuterà a comprendere meglio il potenziale di questa tecnologia per plasmare il nostro futuro in modi che promuovano il progresso e il benessere universalmente condiviso.

Mentre ci avviciniamo alla soglia di nuove frontiere nell'intelligenza artificiale (IA), l'anticipazione delle innovazioni future e delle aree di impatto imprevisto diventa un esercizio fondamentale per prepararci a un mondo in rapida evoluzione. L'IA, e in particolare l'IA quantistica (IAQ), sta aprendo possibilità che fino a poco tempo fa potevano sembrare appannaggio della fantascienza, promettendo di trasformare non solo il modo in cui viviamo e lavoriamo, ma anche come percepiamo la realtà stessa.

Una delle innovazioni più promettenti riguarda l'interfaccia cervello-computer, che potrebbe rivoluzionare il campo della neurotecnologia. Immaginiamo la possibilità di comunicare direttamente con i dispositivi elettronici attraverso il pensiero, superando le barriere fisiche imposte da disabilità e malattie. Questa straordinaria capacità solleva però questioni profonde sulla privacy del pensiero e sull'identità personale, sfidando le nostre concezioni tradizionali di autonomia e libertà individuale.

Nel campo della fisica e dell'esplorazione spaziale l'IA potrebbe portare a scoperte rivoluzionarie che cambiano il nostro modo di interagire con l'universo. La capacità di simulare accuratamente fenomeni fisici estremamente complessi potrebbe non solo fornirci nuove intuizioni sulla struttura fondamentale della materia e dell'energia, ma anche aprire la strada a tecnologie avanzate di propulsione spaziale, rendendo l'esplorazione interstellare una realtà tangibile.

Nel settore energetico l'emergere di sistemi di IA dedicati potrebbe portare alla scoperta di nuovi metodi per la fusione nucleare o altre fonti di energia pulita, potenzialmente risolvendo la crisi energetica globale e mitigando i cambiamenti climatici. Queste innovazioni, tuttavia, richiederanno una riflessione attenta sui potenziali rischi e sulle implicazioni geopolitiche di un accesso così trasformativo all'energia.

L'agricoltura è un altro settore pronto per la trasformazione grazie all'IA, con la promessa di sistemi agricoli altamente efficienti e sostenibili. L'ottimizzazione delle risorse idriche e nutrienti, insieme alla gestione precisa delle colture, potrebbe portare a un aumento significativo della produzione alimentare, contribuendo a risolvere le sfide della fame e della sicurezza alimentare a livello globale. Questi sviluppi, tuttavia, dovranno essere gestiti con cautela per evitare impatti negativi sulla biodiversità e sugli ecosistemi.

Tabella: Innovazioni Future dell'IA e Aree di Impatto

Innovazione	Area di Impatto	Benefici Potenziali	Sfide
IA per la diagnostica avanzata	Sanità	Diagnosi più rapide e accurate, trattamenti personalizzati	Privacy dei dati, accesso disuguale ai servizi sanitari avanzati
Automazione nei trasporti	Trasporti	Riduzione degli incidenti stradali, maggiore efficienza nei trasporti	Sicurezza dei sistemi autonomi, impatto sui lavori di guida
Apprendimento personalizzato	Educazione	Percorsi di apprendimento su misura, maggiore coinvolgimento degli studenti	Differenze nell'accesso alla tecnologia, rischio di divari formativi
IA per l'energia sostenibile	Energia	Ottimizzazione dell'uso delle risorse, sviluppo di fonti rinnovabili	Investimenti infrastrutturali, gestione del passaggio energetico
Smart Cities	Urbanistica e gestione della città	Città più efficienti e vivibili, gestione intelligente delle risorse	Protezione della privacy, costi di implementazione
IA in agricoltura di precisione	Agricoltura	Aumento della resa, uso efficiente dell'acqua e dei fertilizzanti	Tecnologia ad alto costo, formazione degli agricoltori
IA nell'assistenza agli anziani	Assistenza sociale	Supporto agli anziani, monitoraggio della salute	Accettazione della tecnologia, interazione umano-macchina
Intelligenza Artificiale Generale (AGI)	Multipiattaforma	Risoluzione di problemi complessi, assistenza nella ricerca	Rischi etici, controllo e sicurezza globale

L'IA potrebbe anche portare a innovazioni nel modo in cui costruiamo e interagiamo con le nostre città e le nostre comunità. La progettazione urbana potrebbe essere reinventata per creare ambienti che promuovono il benessere, la connettività e la sostenibilità, utilizzando dati e analisi predittive per ottimizzare tutto, dalla gestione del traffico alla qualità dell'aria.

Queste aree di impatto imprevisto dell'IA richiedono un'esplorazione attenta delle questioni etiche e sociali che accompagnano l'adozione di tali tecnologie avanzate.

Nel prossimo capitolo parleremo compiutamente di questioni etiche fondamentali, esaminando come possiamo navigare il complesso paesaggio dell'IA in modo che promuova l'equità, la giustizia e il rispetto per la dignità umana, garantendo che le innovazioni future siano guidate da considerazioni etiche profonde e un dialogo globale inclusivo.

CAPITOLO 6: Sfide Etiche e Sociali dell'IA

Nel capitolo precedente abbiamo affrontato un viaggio attraverso le potenziali traiettorie future dell'intelligenza artificiale (IA), esplorando come le proiezioni, sia utopiche che distopiche, possano delineare il nostro cammino verso il domani. Abbiamo esaminato l'ampio spettro degli impatti che l'IA e, in particolare, l'intelligenza artificiale quantistica (IAQ) potrebbero avere sulla società, l'economia e la cultura, sottolineando il potenziale di questa tecnologia di rivoluzionare settori come la salute, l'educazione, l'energia e l'ambiente.

Abbiamo discusso delle rivoluzioni tecnologiche imminenti guidate dall'IAQ, che promettono di portare innovazioni straordinarie ma anche sfide significative, richiedendo una riflessione attenta sui loro effetti a lungo termine. In particolare, abbiamo considerato come l'IAQ possa contribuire alla risoluzione di alcune delle più pressanti sfide globali, come la crisi climatica e le disuguaglianze socio-economiche, evidenziando il ruolo cruciale che la tecnologia può giocare nel promuovere uno sviluppo sostenibile e inclusivo.

Abbiamo inoltre riflettuto sulle innovazioni future e sulle aree di impatto imprevisto dell'IA, riconoscendo che mentre ci avventuriamo in territori inesplorati, emergono nuove domande etiche e sociali. L'esplorazione di queste frontiere tecnologiche richiede non solo un'innovazione audace ma anche una guida etica profonda, poiché le decisioni prese oggi plasmeranno il mondo di domani.

Questo esame delle prospettive future ci fornisce una base solida per affrontare le questioni etiche e sociali che saranno al centro del prossimo capitolo.

Veniamo ora al contenuto di questo capitolo, dove ci addentreremo nelle sfide etiche intrinseche all'uso dell'IA, esaminando questioni come il bias, la discriminazione, la privacy e la responsabilità nei sistemi di IA. Questa discussione ci aiuterà a navigare nel complesso paesaggio dell'IA con una consapevolezza critica delle sue implicazioni etiche e del bisogno di un dialogo globale inclusivo per garantire che la tecnologia promuova il benessere collettivo e rispetti la dignità umana.

L'impiego dell'intelligenza artificiale (IA), in particolare dell'intelligenza artificiale quantistica (IAQ), solleva questioni etiche fondamentali che richiedono un'attenta riflessione. Queste questioni toccano il nucleo stesso di come intendiamo utilizzare la tecnologia in modo responsabile e come possiamo garantire che il suo sviluppo e la sua implementazione siano allineati con i valori umani fondamentali.

Una delle principali preoccupazioni etiche riguarda l'impatto dell'IA sulla decisione umana. Mentre l'IA può elaborare dati e fornire raccomandazioni con una velocità e una precisione ineguagliabili, la sua capacità di fare scelte "moralmente consapevoli" è intrinsecamente limitata. La programmazione di un algoritmo può riflettere i principi etici, ma la macchina non possiede una comprensione intuitiva di questi principi come un essere umano. Questo solleva interrogativi su come possiamo garantire che le decisioni prese o influenzate dall'IA rispettino i principi etici e i diritti umani.

Un'altra questione fondamentale è la trasparenza degli algoritmi di IA. Molti sistemi di IA operano come "scatole nere", dove gli input e gli output sono noti, ma il processo decisionale interno è opaco. Questo pone sfide significative per valutare la giustizia e la correttezza delle decisioni dell'IA, specialmente quando vengono utilizzate in contesti critici come la sanità, la giustizia penale e il credito finanziario. La mancanza di trasparenza può anche ostacolare la capacità di identificare e correggere i bias nei dati o negli algoritmi.

La questione della delega di compiti e responsabilità all'IA introduce un ulteriore livello di complessità etica. Mentre l'automazione può portare a efficienze significative, il trasferimento di compiti precedentemente svolti da esseri umani a sistemi di IA solleva domande su responsabilità e accountability. In caso di errore o danno, stabilire chi sia responsabile - il creatore dell'algoritmo, l'operatore del sistema o la macchina stessa - diventa un problema etico e legale di complessa soluzione.

Anche l'integrità e l'autenticità delle creazioni umane in un'era dominata dall'IA sono argomenti che destano grande preoccupazione. Con l'IA in grado di produrre opere d'arte, musica e scritti che possono essere indistinguibili dalle creazioni umane, è naturale che emergono questioni riguardanti l'originalità, la proprietà intellettuale e il valore delle espressioni umane autentiche.

Da ultimo anche l'equità nell'accesso e nei benefici dell'IA è una preoccupazione centrale nell’ambito dell’etica. Anche se l'IA ha il potenziale di migliorare la vita in molti modi, esiste il rischio che i vantaggi siano distribuiti in modo diseguale, ampliando le disuguaglianze esistenti. Assicurare che l'IA sia sviluppata e utilizzata in modi che promuovano l'equità e la giustizia sociale è fondamentale per un futuro etico e sostenibile.

Queste questioni etiche fondamentali nell'uso dell'IA pongono sfide significative e opportunità per riflettere su come vogliamo che la tecnologia plasmi il nostro futuro.

Nelle pagine che seguono vedremo più da vicino il bias, la discriminazione e la giustizia algoritmica, affrontando l’argomento di come sia possibile garantire che i sistemi di IA operino in modo quanto più possibile equo e giusto per tutti.

Il problema del bias, della discriminazione e della giustizia algoritmica all'interno dei sistemi di intelligenza artificiale (IA) costituisce una delle sfide etiche e sociali più pressanti nel campo dell'IA. Mentre l'IA ha il potenziale di trasformare positivamente la società, la presenza di pregiudizi nei dati o negli algoritmi può portare a discriminazioni e ingiustizie, amplificando le disuguaglianze esistenti piuttosto che attenuarle.

Il bias in IA può manifestarsi in vari modi, spesso radicato nei dati utilizzati per addestrare gli algoritmi. Se i dati di addestramento non sono rappresentativi di tutte le fasce della popolazione o riflettono pregiudizi storici o culturali, l'IA tende a perpetuare o addirittura aggravare questi pregiudizi nelle sue decisioni o raccomandazioni. Questo è particolarmente problematico in settori come il reclutamento, il credito bancario, la giustizia penale e l'assistenza sanitaria, dove le decisioni influenzate da IA prevenute possono avere impatti significativi sulla vita delle persone.

La discriminazione algoritmica si verifica quando i sistemi di IA trattano ingiustamente determinati gruppi di persone a causa di caratteristiche come l'etnia, il genere, l'età o la provenienza sociale. Un esempio notevole è stato l'uso di algoritmi nei sistemi giudiziari per valutare il rischio di recidiva, che si è scoperto favorire bias razziali, portando a valutazioni più severe per determinati gruppi etnici. Questa discriminazione non solo è ingiusta ma mina anche la fiducia nel sistema di IA e nelle istituzioni che lo adottano.

La giustizia algoritmica cerca di affrontare questi problemi, promuovendo lo sviluppo e l'uso di sistemi di IA che operano in modo equo, trasparente e responsabile. Ciò implica l'implementazione di pratiche come l'audit algoritmico, la diversificazione dei set di dati di addestramento e la partecipazione attiva di gruppi diversificati nel processo di sviluppo degli algoritmi. Inoltre richiede una riflessione continua sulle implicazioni etiche delle decisioni prese dall'IA e la disponibilità a correggere i bias quando vengono identificati.

La responsabilità di affrontare il bias e promuovere la giustizia algoritmica non ricade solo sugli sviluppatori o sui data scientist; è una responsabilità condivisa che coinvolge legislatori, aziende, comunità scientifiche e la società civile. Creare un dialogo inclusivo e multidisciplinare è fondamentale per comprendere la complessità e l'intersezionalità del bias e per sviluppare strategie efficaci per mitigarlo.

Mentre avanziamo verso l'integrazione più ampia dell'IA nelle nostre vite, la trasparenza diventa cruciale. Gli sviluppatori di IA dovrebbero essere incoraggiati, se non obbligati, a rendere pubblici i criteri sui quali si basano le decisioni dei loro algoritmi, consentendo un controllo e una valutazione indipendenti. Questo non solo aiuterà a identificare e correggere i bias, ma rafforzerà anche la fiducia del pubblico nei sistemi di IA.

Ora ci concentreremo su come le questioni di privacy, sorveglianza e autonomia stiano plasmando il dibattito sull'etica dell'IA, esplorando le sfide e le opportunità presentate dall'evoluzione di questa tecnologia nel contesto del rispetto dei diritti individuali e della libertà personale.

Nell'era dell'intelligenza artificiale (IA), le questioni di privacy, sorveglianza e autonomia individuale assumono una nuova urgenza e complessità. Da una parte l'IA offre possibilità straordinarie per l'innovazione e il progresso, il suo impiego nella raccolta, nell'analisi e nell'utilizzo di dati personali, dall'altra solleva preoccupazioni significative riguardanti la protezione della sfera privata delle persone e il potenziale per una sorveglianza pervasiva.

La privacy, diritto fondamentale e pilastro della libertà individuale, è messa sotto pressione dall'abilità dell'IA di raccogliere e analizzare enormi volumi di dati con una facilità senza precedenti. Sistemi di IA, alimentati da dati personali, possono rivelare informazioni estremamente dettagliate sugli individui, dalle abitudini di consumo ai comportamenti sociali, dalle condizioni di salute alle preferenze politiche. Questa capacità di scrutare in profondità nella vita privata delle persone solleva questioni etiche su cosa sia giusto raccogliere e come questi dati possano essere utilizzati o abusati.

La sorveglianza mediata dall'IA, per quanto possa essere giustificata da obiettivi legittimi come la sicurezza pubblica o l'efficienza operativa, incarna il rischio di trasformare società aperte in ambienti di controllo dove ogni movimento e decisione possono essere monitorati e analizzati. L'uso di tecnologie quali il riconoscimento facciale, il tracciamento della posizione e l'analisi comportamentale, se non regolamentato adeguatamente, potrebbe portare a una perdita irreversibile della privacy e alla creazione di una società di sorveglianza dove la libertà individuale è compromessa.

Anche l'autonomia individuale, il diritto delle persone di controllare la propria vita e prendere decisioni libere da interferenze esterne, è messa alla prova dall'avanzamento dell'IA. Decisioni importanti riguardanti l'istruzione, le opportunità di lavoro, l'accesso al credito e persino i giudizi giuridici possono essere sempre più delegate a sistemi di IA. Questa dipendenza dall'IA per decisioni critiche solleva la questione di quanto controllo gli individui mantengono effettivamente sulle proprie vite e sulle proprie scelte in un mondo guidato dagli algoritmi.

Affrontare queste sfide richiede un approccio olistico e multidisciplinare che bilanci i benefici dell'IA con la necessità di proteggere i diritti e le libertà fondamentali. La creazione di quadri normativi robusti e allo stesso tempo flessibili, che regolamentino la raccolta, l'uso e la condivisione dei dati personali è di cruciale importanza. È altresì importante promuovere la trasparenza e l'accountability nei sistemi di IA, assicurando che gli individui comprendano come i loro dati sono utilizzati e abbiano la possibilità di contestare o correggere decisioni basate sull'IA che li riguardano.

L'educazione e la sensibilizzazione sulle questioni di privacy, sorveglianza e autonomia nell'era dell'IA sono essenziali per consentire agli individui di navigare consapevolmente in questo paesaggio tecnologico in evoluzione. Promuovere un dialogo inclusivo tra sviluppatori di IA, legislatori, esperti di etica e il pubblico è fondamentale per costruire un consenso su come l'IA dovrebbe essere implementata per servire il bene comune senza sacrificare i valori umani fondamentali.

Di seguito parleremo di responsabilità e l'accountability nei sistemi di IA, analizzando come possiamo garantire che le decisioni prese dall'IA siano quanto più giuste, trasparenti possibile, nel contesto dell'obbligo di rendere conto per le azioni e le decisioni automatizzate.

La questione della responsabilità e dell'accountability nei sistemi di intelligenza artificiale (IA) è un tema cruciale che si pone al centro del dibattito etico e sociale sull'uso dell'IA. Man mano che l'IA diventa sempre più integrata nelle nostre vite, nelle nostre economie e nei nostri sistemi giuridici, diventa imperativo definire chiaramente chi è responsabile quando i sistemi di IA causano danni o prendono decisioni sbagliate.

La responsabilità nei sistemi di IA riguarda la capacità di attribuire e assumere la responsabilità per le azioni e le decisioni prese da questi sistemi. Questo è particolarmente complesso in contesti in cui i sistemi di IA operano con un elevato grado di autonomia o quando le loro decisioni sono il risultato di processi di apprendimento che possono non essere completamente trasparenti o comprensibili per gli esseri umani. La sfida sta nel determinare se la responsabilità dovrebbe ricadere sugli sviluppatori degli algoritmi, sugli operatori dei sistemi, sui proprietari dei dati o su una combinazione di questi e altri attori.

L'accountability, o rendicontazione, si riferisce alla necessità di rendere conto e giustificare le decisioni e gli esiti dei sistemi di IA. Questo implica l'istituzione di meccanismi attraverso i quali gli sviluppatori e gli utilizzatori di IA possono essere chiamati a rispondere per il funzionamento e gli impatti dei loro sistemi. L'accountability è fondamentale per mantenere la fiducia nel sistema di IA, assicurare la conformità ai principi etici e legali e fornire rimedi in caso di errore o danno.

Affrontare queste questioni richiede una riflessione profonda sui principi etici che dovrebbero guidare lo sviluppo e l'uso dell'IA, nonché la creazione di quadri normativi che possano supportare una responsabilità e un'accountability efficaci. Ciò potrebbe includere la creazione di standard per la trasparenza algoritmica, l'implementazione di audit indipendenti dei sistemi di IA e lo sviluppo di sistemi di ricorso che consentano agli individui di contestare decisioni prese da IA che li riguardano direttamente.

L'educazione e la formazione giuridica e etica per gli sviluppatori di IA sono essenziali per garantire che comprendano le implicazioni delle tecnologie che creano. La promozione di una cultura di responsabilità etica all'interno delle organizzazioni che sviluppano e implementano sistemi di IA è fondamentale per prevenire abusi e errori.

La cooperazione internazionale e il dialogo tra diversi stakeholder, inclusi governi, industrie, accademie e società civile, sono cruciali per affrontare le sfide poste dalla responsabilità e dall'accountability nell'IA. Solo attraverso uno sforzo collettivo sarà possibile sviluppare norme e pratiche che siano efficaci, equitative e rispettose dei diritti umani e delle libertà fondamentali.

Esploreremo ora il dialogo globale sull'etica dell'IA, concentrandoci sulle iniziative in corso, sui consensi raggiunti e sui disaccordi persistente. Questa discussione ci aiuterà a comprendere meglio come la comunità internazionale sta affrontando le complesse questioni etiche sollevate dall'IA e quali passi stanno venendo intrapresi per assicurare che l'IA sia sviluppata e utilizzata in modo responsabile e benefico per l'umanità.

Il dialogo globale sull'etica dell'intelligenza artificiale (IA) rappresenta una componente cruciale nel plasmare il futuro di questa tecnologia trasformativa. Mentre l'IA continua a integrarsi in quasi ogni aspetto della vita quotidiana, le iniziative volte a indirizzare le sue implicazioni etiche e sociali si sono moltiplicate, coinvolgendo un ampio spettro di stakeholder, tra cui governi, organizzazioni internazionali, accademici, industrie e la società civile.

Una delle principali aree di consenso nel dialogo globale sull'etica dell'IA riguarda la necessità di promuovere trasparenza, giustizia e responsabilità nei sistemi di IA. C'è un ampio riconoscimento del fatto che, per mantenere la fiducia pubblica nell'IA, gli utenti devono essere in grado di comprendere come le decisioni vengono prese da questi sistemi e di avere vie di ricorso quando ritengono che tali decisioni siano errate o ingiuste.

Esistono tuttavia anche significativi disaccordi su come questi principi debbano essere implementati nella pratica. Le divergenze emergono spesso riguardo alla regolamentazione dell'IA, con alcuni che sostengono un approccio più laissez-faire basato sull'autoregolamentazione dell'industria, mentre altri chiedono interventi normativi più decisi per garantire che l'IA sia sviluppata e utilizzata in modo etico ed equo.

Un'altra area critica di dialogo è la protezione della privacy e la prevenzione della sorveglianza di massa. Mentre la raccolta e l'analisi dei dati sono fondamentali per il funzionamento dell'IA, c'è una crescente preoccupazione per le potenziali violazioni della privacy e per l'uso improprio dei dati personali. La sfida sta nel bilanciare i benefici derivanti dall'analisi dei dati con la necessità di proteggere i diritti individuali e prevenire gli abusi.

Il dialogo globale ha anche messo in luce la necessità di affrontare il bias e la discriminazione nei sistemi di IA. Nonostante il consenso sulla necessità di eliminare i pregiudizi dai sistemi di IA, le strategie per raggiungere questo obiettivo variano ampiamente. Le discussioni si concentrano su come garantire che i set di dati utilizzati per addestrare gli algoritmi siano rappresentativi e liberi da pregiudizi storici e su come gli algoritmi possano essere progettati per promuovere l'equità.

La questione dell'impiego dell'IA in ambito militare e per scopi di sorveglianza rappresenta un altro punto focale del dibattito etico. Mentre alcuni paesi e organizzazioni spingono per lo sviluppo di norme internazionali che limitino l'uso dell'IA in questi contesti, vi è disaccordo su come tali norme dovrebbero essere strutturate e su chi dovrebbe essere responsabile del loro monitoraggio e applicazione.

Nel prossimo capitolo parleremo del futuro del lavoro nell'era dell'IA, esaminando come l'automazione e l'IA stiano rimodellando il panorama occupazionale, le implicazioni per l'educazione e la formazione e le strategie per garantire che la transizione verso un'economia guidata dall'IA sia equa e inclusiva.

CAPITOLO 7 : L'IA e il Futuro del Lavoro

Nel precedente capitolo abbiamo navigato attraverso le acque complesse delle sfide etiche e sociali sollevate dall'adozione e dall'integrazione dell'intelligenza artificiale (IA) nella società. Abbiamo esaminato questioni etiche fondamentali come l'impatto dell'IA sulla decisione umana, la trasparenza degli algoritmi e la delega di compiti critici ai sistemi di IA, sottolineando l'importanza di un equilibrio tra innovazione tecnologica e valori umani fondamentali.

Abbiamo affrontato il problema del bias e della discriminazione all'interno degli algoritmi di IA, esplorando come i pregiudizi nei dati di addestramento possano portare a decisioni ingiuste e discriminatorie. Questa discussione ha messo in luce la necessità di promuovere pratiche di sviluppo e di impiego dell'IA che siano giuste, trasparenti e responsabili, per evitare di perpetuare o amplificare le disuguaglianze esistenti.

Le questioni di privacy, sorveglianza e autonomia nell'era dell'IA hanno ricevuto un'attenzione particolare, evidenziando come l'IA possa sia migliorare la nostra vita sia minacciare diritti fondamentali. La capacità dell'IA di raccogliere, analizzare e utilizzare dati personali solleva preoccupazioni significative sulla protezione della sfera privata e sull'indipendenza individuale in un mondo sempre più monitorato e analizzato da sistemi intelligenti.

Abbiamo anche esplorato la responsabilità e l'accountability nei sistemi di IA, affrontando la sfida di attribuire e assumere responsabilità in contesti in cui le decisioni vengono prese o influenzate da algoritmi. L'importanza di stabilire chiare linee di responsabilità e meccanismi di ricorso è stata sottolineata come fondamentale per mantenere la fiducia nel sistema di IA e garantire che i suoi impatti siano gestiti in modo equo ed etico.

Il dialogo globale sull'etica dell'IA è stato esaminato, evidenziando le iniziative internazionali, i consensi raggiunti e i disaccordi persistenti sul modo migliore di indirizzare le sfide etiche e sociali dell'IA. Questo dibattito globale riflette la complessità delle questioni in gioco e la necessità di un approccio collaborativo e multidisciplinare per navigare il futuro dell'IA in modo responsabile.

Queste riflessioni sulle dimensioni etiche e sociali dell'IA ci forniscono un solido punto di partenza per l'argomento attuale, ovvero l'impatto dell'IA e dell'automazione sul futuro del lavoro. Affronteremo le sfide e le opportunità presentate dalla trasformazione digitale del mercato del lavoro, esaminando come possiamo ripensare l'educazione, la formazione e le politiche lavorative per garantire che tutti possano trarre vantaggio dall'evoluzione tecnologica in arrivo.

L'avvento dell'intelligenza artificiale (IA) e l'accelerazione dell'automazione hanno innescato trasformazioni profonde nel panorama lavorativo, portando alla ribalta questioni cruciali come la disoccupazione tecnologica e la creazione di nuove opportunità di lavoro. Mentre l'IA promette di migliorare l'efficienza e aprire nuovi orizzonti di innovazione, porta con sé la sfida di una potenziale perdita di posti di lavoro in settori tradizionalmente dominati dall'intervento umano.

La disoccupazione tecnologica, un fenomeno in cui i lavori vengono eliminati a causa dell'automazione e dell'innovazione tecnologica, non è un concetto nuovo, ma l'IA introduce una nuova dinamica data la sua capacità di eseguire compiti complessi che vanno oltre la semplice automazione di routine. Occupazioni in settori come la manifattura, il trasporto, e persino alcuni aspetti dei servizi professionali, rischiano di essere trasformati o ridotti significativamente. Questo solleva preoccupazioni legittime sulla sicurezza del lavoro e sulle implicazioni socioeconomiche più ampie di una tale transizione.

E' essenziale tuttavia riconoscere che l'IA può anche essere una fonte di nuove opportunità. La storia dimostra che l'innovazione tecnologica, pur disruptiva nel breve termine, tende a creare nuovi settori, ruoli e mercati nel lungo periodo. L'IA stessa richiede una vasta gamma di competenze specialistiche per la sua progettazione, implementazione e manutenzione, creando domanda per professioni che fino a poco tempo fa non esistevano. L'IA può liberare gli individui da compiti ripetitivi e fisicamente onerosi, consentendo loro di concentrarsi su attività più creative, strategiche e interpersonali che valorizzano le qualità umane uniche.

Il vero nodo sta nel gestire la transizione verso questa nuova realtà lavorativa. Ciò richiede politiche proattive che favoriscano la riqualificazione e la formazione continua, assicurando che i lavoratori possano adattarsi ai cambiamenti nel mercato del lavoro e sfruttare le opportunità emergenti. Allo stesso tempo, è fondamentale affrontare le disuguaglianze che potrebbero essere esacerbate da una transizione mal gestita, garantendo che nessuno venga lasciato indietro.

La sfida è quindi duplice: da un lato, la necessità di mitigare l'impatto negativo della disoccupazione tecnologica attraverso strategie efficaci di sostegno e ricollocazione dei lavoratori; dall'altro, il voler e dover capitalizzare le nuove opportunità che l'IA presenta, promuovendo l'innovazione e l'imprenditorialità. Questo richiede un approccio omnicomprensivo che coinvolga stakeholder di diversi settori, inclusi governi, industrie, istituti di istruzione e organizzazioni dei lavoratori, per creare un ecosistema lavorativo resiliente e dinamico in grado di adattarsi alle esigenze del futuro.

Ci concentreremo ora sul ruolo dell'educazione e della formazione in un mondo guidato dall'IA, esplorando come possiamo ripensare i sistemi educativi per preparare le generazioni future a prosperare in un ambiente lavorativo sempre più influenzato dall'automazione e dall'intelligenza artificiale. Questo includerà l'identificazione delle competenze che saranno più richieste e la discussione su come l'istruzione può evolversi per soddisfare queste nuove esigenze.

Nell'era dell'intelligenza artificiale (IA) e dell'automazione, l'educazione e la formazione richiedono un ripensamento radicale per preparare efficacemente le generazioni future ai cambiamenti nel panorama lavorativo. Questa trasformazione non riguarda solo l'aggiornamento dei contenuti didattici, ma anche la riconfigurazione dei metodi di insegnamento, l'adattamento dei percorsi formativi e l'incorporazione di nuove competenze essenziali che saranno vitali in un mondo guidato dall'IA.

La velocità senza precedenti dell'innovazione tecnologica, guidata in parte dall'IA, implica che molti lavori del futuro non esistono ancora, mentre altri stanno diventando rapidamente obsoleti. Di fronte a questa realtà, l'educazione deve andare oltre la semplice trasmissione di conoscenze specifiche del settore per enfatizzare l'apprendimento continuo, il pensiero critico, la creatività e l'adattabilità. Queste competenze trasversali consentiranno agli individui di navigare attraverso carriere che saranno probabilmente non lineari e variabili nel tempo.

Un aspetto fondamentale di questa trasformazione educativa è l'integrazione dell'alfabetizzazione digitale e della comprensione dell'IA nel curriculum di base. Gli studenti devono uscire dalle istituzioni educative non solo con una conoscenza di base delle tecnologie emergenti, ma anche con la capacità di interagire con esse in modo critico e consapevole. Questo include la comprensione di come l'IA viene sviluppata, i suoi potenziali bias e limitazioni, e le implicazioni etiche del suo utilizzo.

Parallelamente, l'educazione deve promuovere l'innovazione e l'imprenditorialità, incoraggiando gli studenti a sfruttare le opportunità offerte dall'IA per creare nuove soluzioni e imprese. Ciò richiede un ambiente educativo che favorisca la sperimentazione, il rischio calcolato e l'apprendimento dall'errore, qualità fondamentali nell'ecosistema delle startup e nell'economia basata sull'innovazione.

La formazione professionale e continua riveste un'importanza cruciale in questo contesto. Con l'evoluzione delle esigenze del mercato del lavoro, i lavoratori devono avere opportunità accessibili per aggiornare le proprie competenze o riqualificarsi in nuovi settori. Ciò implica la creazione di percorsi di apprendimento flessibili e modulabili, che possono essere personalizzati in base alle esigenze e ai background individuali, e che siano facilmente accessibili attraverso piattaforme online e modalità di apprendimento a distanza.

La collaborazione tra istituti di istruzione, industrie e governi sarà fondamentale per allineare i programmi di studio alle esigenze reali del mercato del lavoro e garantire che gli investimenti in educazione portino a opportunità di lavoro concrete. Questo richiede un dialogo costante e meccanismi di feedback che consentano un aggiornamento agile e tempestivo dei contenuti didattici e dei percorsi formativi.

L'educazione in un mondo guidato dall'IA deve sottolineare l'importanza delle competenze umane uniche che non possono essere facilmente replicate dalle macchine, come l'empatia, l'intelligenza emotiva e le capacità interpersonali. Questi elementi, combinati con una solida comprensione tecnologica, prepareranno gli individui non solo a prosperare professionalmente, ma anche a contribuire a una società in cui la tecnologia è al servizio dell'umanità.

Scendiamo ora nel dettaglio del futuro delle competenze nell'era dell'IA, identificando quelle che saranno più richieste e discutendo come individui e istituzioni possano prepararsi meglio a questo cambiamento imminente nel panorama delle competenze lavorative.

Nell'era dell'intelligenza artificiale (IA), il panorama delle competenze lavorative sta subendo una trasformazione significativa. Le competenze che saranno più richieste nel futuro del lavoro sono quelle che sfruttano le capacità umane uniche, integrandole con la tecnologia avanzata. Questa sinergia tra competenze umane e tecnologiche diventa cruciale per navigare in un ambiente lavorativo sempre più influenzato dall'IA e dall'automazione.

Le competenze tecniche legate direttamente all'IA e alle tecnologie emergenti sono senza dubbio in grande domanda. La conoscenza della programmazione, della data science, della robotica e della cibernetica non è più confinata ai ruoli tecnici tradizionali; queste abilità stanno diventando essenziali in un'ampia gamma di settori, dalla sanità all'agricoltura, dall'istruzione al marketing. Tuttavia, al di là delle competenze tecniche, ci sono abilità "morbide" o trasversali che assumono un'importanza pari, se non superiore.

Il pensiero critico e la capacità di risolvere problemi complessi saranno sempre più preziosi. In un mondo dove l'IA può gestire grandi quantità di dati e eseguire compiti ripetitivi, la capacità umana di interpretare, contestualizzare e applicare creativamente queste informazioni in modi innovativi diventa una competenza distintiva.

L'importanza delle competenze interpersonali e dell'intelligenza emotiva si accentua inoltre in un ambiente lavorativo dove la collaborazione tra umani e macchine diventa la norma. La capacità di comunicare efficacemente, di lavorare in squadra, di negoziare e di esercitare leadership empatica non solo migliora l'efficienza e la produttività, ma contribuisce anche a costruire ambienti di lavoro inclusivi e motivanti.

La capacità di apprendimento continuo e di adattabilità si rivela fondamentale in un contesto in rapida evoluzione. La velocità del cambiamento tecnologico implica che le competenze possono diventare obsolete rapidamente; di conseguenza, la predisposizione all'apprendimento costante e la flessibilità nel re-imparare e riqualificarsi diventano tratti distintivi dei lavoratori del futuro.

La creatività e l'innovazione, infine, sono competenze che si prevede saranno sempre più richieste. L'abilità di pensare al di fuori degli schemi, di immaginare soluzioni nuove e di applicare approcci non convenzionali ai problemi sarà fondamentale per sfruttare al meglio le potenzialità offerte dall'IA e per affrontare sfide complesse in modi originali.

Il futuro del lavoro richiederà una combinazione di competenze tecniche avanzate e abilità umane intrinseche. Questa fusione di competenze sottolinea l'importanza di un approccio educativo olistico che non solo prepari gli individui a utilizzare le tecnologie emergenti, ma che li doti anche delle competenze trasversali necessarie per navigare, influenzare e prosperare in un mondo guidato dall'IA.

Vediamo ora come l'equilibrio tra lavoro umano e intelligenza artificiale possa essere mantenuto e ottimizzato, garantendo che la tecnologia agisca come complemento alle capacità umane, piuttosto che come sostituto, promuovendo un ambiente lavorativo sinergico e produttivo.

Mantenere un equilibrio tra lavoro umano e intelligenza artificiale (IA) è fondamentale per sfruttare al meglio le potenzialità di entrambi e garantire un futuro lavorativo sostenibile ed etico. Questo equilibrio non si riduce a una semplice divisione di compiti, ma implica una sinergia dove l'IA amplifica le capacità umane, e viceversa, gli esseri umani guidano e migliorano l'efficacia dell'IA.

L'IA con la sua capacità di elaborare rapidamente grandi quantità di dati e di eseguire compiti ripetitivi con precisione e senza stanchezza, offre enormi vantaggi in termini di efficienza e produttività. Tuttavia manca di capacità umane fondamentali come il giudizio morale, l'empatia, la creatività e l'innovazione. Qui risiede l'importanza dell'equilibrio: utilizzare l'IA per automatizzare compiti che possono essere standardizzati, liberando così gli esseri umani per concentrarsi su attività che richiedono queste qualità intrinsecamente umane.

Un approccio collaborativo tra persone e IA può portare a risultati che né gli umani né l'IA potrebbero ottenere da soli. Ad esempio, in ambito medico, l'IA può analizzare grandi set di dati per identificare modelli e fornire diagnosi, ma il tocco umano è cruciale per la comunicazione con i pazienti, la comprensione del contesto personale e la presa di decisioni etiche. In ambito creativo, l'IA può generare idee e modelli, ma la visione artistica e la sensibilità culturale umane sono indispensabili per creare opere che risuonino emotivamente con il pubblico.

Per mantenere questo equilibrio, è essenziale che le politiche lavorative e le pratiche aziendali riconoscano e valorizzino il contributo unico degli esseri umani. Ciò include la creazione di ambienti di lavoro che promuovano l'interazione umana, il lavoro di squadra e la formazione continua, consentendo ai lavoratori di adattarsi e prosperare nel cambiamento del panorama lavorativo.

L'istruzione e la formazione giocano un ruolo cruciale in questo equilibrio, preparando gli individui non solo con le competenze tecniche per lavorare con l'IA, ma anche con le abilità trasversali che saranno sempre più preziose. La capacità di apprendere e adattarsi continuamente diventa una competenza chiave, assicurando che gli esseri umani possano evolversi insieme alla tecnologia.

Un dialogo aperto tra stakeholder, inclusi lavoratori, datori di lavoro, sindacati, educatori e responsabili politici, è fondamentale per navigare le sfide poste dall'integrazione dell'IA nel mondo del lavoro. Questo dialogo dovrebbe concentrarsi su come la tecnologia può essere implementata in modo che complemente e arricchisca il lavoro umano, piuttosto che sostituirlo.

Trovare quindi l'equilibrio giusto tra lavoro umano e IA richiede un approccio a 360 gradi, che tenga conto delle capacità e dei bisogni umani, delle potenzialità dell'IA e delle implicazioni sociali ed economiche della loro interazione. Solo attraverso una collaborazione armoniosa tra umani e macchine possiamo aspirare a un futuro lavorativo che sia produttivo, sostenibile e arricchente per tutti.

Vedremo ora alcuni case study di alcuni settori che sono stati trasformati dall'IA, analizzando come hanno navigato il cambiamento e quali lezioni possiamo trarre dalle loro esperienze nel bilanciare efficacemente il lavoro umano con l'intelligenza artificiale.

L'adozione dell'intelligenza artificiale (IA) sta trasformando aziende e settori in modi precedentemente inimmaginabili, ridefinendo le modalità di lavoro, le strutture aziendali e i modelli di business. Questi case study illustrano come diverse organizzazioni abbiano navigato e stiano navigando con successo questa transizione, adattandosi alle nuove realtà e cogliendo le opportunità offerte dall'IA.

Un esempio notevole è rappresentato dal settore sanitario, dove l'IA sta rivoluzionando sia la diagnosi che il trattamento delle malattie. Aziende come

DeepMind di Alphabet hanno sviluppato sistemi di IA che affiancano (superano?) i medici nelle diagnosi di determinate condizioni, come la retinopatia diabetica. Questi sistemi non solo migliorano l'accuratezza delle diagnosi ma permettono anche un intervento più tempestivo, migliorando significativamente i risultati per i pazienti. Tuttavia la transizione non è stata priva di sfide, compresa la necessità di integrare queste tecnologie nei flussi di lavoro esistenti e di garantire la sicurezza e la privacy dei dati dei pazienti.

Nel settore manifatturiero, varie aziende stanno implementando sistemi di IA per ottimizzare la produzione, ridurre i costi e migliorare la qualità dei prodotti. L'utilizzo di sistemi di manutenzione predittiva basati sull'IA, ad esempio, consente di prevedere guasti delle macchine prima che si verifichino, riducendo i tempi di inattività e aumentando l'efficienza. Questa transizione richiede una riqualificazione significativa dei lavoratori, che devono imparare a collaborare con sistemi automatizzati e a interpretare i dati forniti dall'IA per prendere decisioni informate.

Nel settore dei servizi finanziari, le banche e le compagnie di assicurazioni stanno utilizzando l'IA per personalizzare le offerte ai clienti, gestire il rischio e prevenire le frodi. Colossi della finanza stanno utilizzando sistemi di IA per analizzare le transazioni in tempo reale e identificare schemi sospetti, migliorando la sicurezza e proteggendo i clienti dalle frodi. Questi progressi tecnologici richiedono un aggiornamento delle competenze dei dipendenti, che devono diventare proficienti nell'utilizzo di strumenti di analisi dei dati e nella gestione di interfacce uomo-macchina più complesse.

Nel settore del retail, aziende come Amazon stanno sfruttando l'IA per ottimizzare la logistica, personalizzare l'esperienza di acquisto e automatizzare i magazzini. L'IA permette di prevedere le tendenze di acquisto, gestire le scorte in modo più efficiente e fornire raccomandazioni personalizzate ai clienti, migliorando l'esperienza di acquisto e aumentando la fedeltà del cliente. L'integrazione dell'IA nei processi aziendali ha richiesto una trasformazione significativa della forza lavoro, con un focus sulla formazione nelle competenze digitali e nell'analisi dei dati.

Questi case study evidenziano il potenziale dell'IA per trasformare i settori in modo positivo, ma sottolineano anche l'importanza di gestire attentamente la transizione, assicurando che i lavoratori siano adeguatamente preparati e supportati. La chiave del successo risiede nel trovare l'equilibrio giusto tra l'adozione di tecnologie innovative e la valorizzazione delle competenze umane uniche.

Nel prossimo capitolo parleremo della necessità di una governance efficace dell'IA a livello globale, affrontando le questioni legate alla regolamentazione, all'autonomia delle macchine e al ruolo delle varie organizzazioni nella definizione delle regole dell'IA. Questo approccio globale e collaborativo è essenziale per massimizzare i benefici dell'IA minimizzando i rischi associati.

CAPITOLO 8: IA, Governance e Regolamentazione

Nel capitolo precedente abbiamo parlato delle profonde implicazioni dell'intelligenza artificiale (IA) e dell'automazione sul futuro del lavoro, analizzando le sfide e le opportunità che emergono da questa rivoluzione tecnologica. Abbiamo discusso come l'automazione stia riplasmando il mercato del lavoro, portando sia alla disoccupazione tecnologica in alcuni settori, sia alla creazione di nuove opportunità lavorative in altri. Questo panorama in evoluzione richiede una rielaborazione fondamentale dell'educazione e della formazione, sottolineando la necessità di preparare le generazioni future con le competenze richieste in un mondo guidato dall'IA.

Abbiamo evidenziato quali competenze saranno più richieste nel futuro, inclusa una combinazione di abilità tecniche specifiche legate all'IA e competenze trasversali come il pensiero critico, la creatività e l'intelligenza emotiva. Queste competenze riflettono la necessità di un equilibrio tra lavoro umano e intelligenza artificiale, dove gli esseri umani collaborano con le macchine per ottenere risultati che né l'uno né l'altro potrebbero raggiungere da soli.

Attraverso esempi di aziende e settori trasformati dall'IA, abbiamo illustrato come diverse organizzazioni stanno navigando con successo questa transizione, adattando le loro pratiche lavorative e modelli di business per sfruttare le potenzialità dell'IA. Esempi che hanno dimostrato l'importanza di adottare un approccio proattivo e strategico alla gestione del cambiamento, sottolineando l'importanza di investire nella formazione e nello sviluppo delle competenze dei lavoratori.

Questo capitolo mette il focus su una discussione più ampia centrata sulle implicazioni etiche, sociali e di governance riguardanti l'IA. Governance che dovrà dimostrarsi efficace a livello globale; esploreremo quindi le regolamentazioni esistenti e proposte e discuteremo le questioni legate all'autonomia delle macchine e all'intelligenza artificiale generale. Questa discussione è essenziale per garantire che l'adozione dell'IA nel mondo del lavoro e oltre, avvenga in modo responsabile, etico e inclusivo, massimizzando i benefici per la società mentre si minimizzano i rischi.

La necessità di una governance efficace dell'intelligenza artificiale (IA) a livello globale è diventata una questione urgente nel contesto dell'accelerazione dello sviluppo e dell'adozione delle tecnologie IA. Mentre l'IA promette di portare benefici significativi in vari settori, dalle cure sanitarie all'educazione, dall'agricoltura alla sicurezza, le sue potenziali implicazioni etiche, sociali e di sicurezza richiedono un quadro regolamentare robusto e flessibile che possa facilitare l'innovazione responsabile e sostenibile.

La globalità delle tecnologie IA e il loro impatto trasversale su molteplici giurisdizioni e settori sollevano sfide proprio relativamente a questo aspetto. Le tecnologie IA possono facilmente superare i confini nazionali, rendendo le regolamentazioni nazionali isolate meno efficaci. Di conseguenza è essenziale promuovere un approccio globale alla regolamentazione che incoraggi la cooperazione internazionale, il dialogo tra diversi stakeholder e la condivisione delle migliori pratiche.

Una governance efficace deve affrontare diverse questioni fondamentali. Innanzitutto è cruciale garantire che lo sviluppo e l'uso dell'IA siano allineati con i principi etici universali, come il rispetto della dignità umana, la giustizia, la non discriminazione e il diritto alla privacy. Questo richiede la creazione di linee guida etiche e standard che possano guidare sia i ricercatori sia le aziende nello sviluppo di tecnologie IA.

In secondo luogo, la trasparenza e l'accountability (o tracciabilità) sono essenziali per costruire la necessaria fiducia nell'IA. Gli utenti e le parti interessate devono avere la possibilità di comprendere come le decisioni vengono prese dai sistemi IA e di avere vie di ricorso in caso di errori o danni. Ciò implica la necessità di meccanismi di audit e di verifica indipendenti che possano valutare la conformità dei sistemi IA ai principi etici e alle normative vigenti.

La governance che si andrà a costituire dovrà anche affrontare il rischio di una "corsa al ribasso" in termini di standard etici e di sicurezza, dove gli attori cercheranno di aggirare le regolamentazioni per ottenere vantaggi competitivi. Per prevenire questo scenario, è fondamentale stabilire un quadro normativo internazionale che dia inequivocabili standards minimi obbligatori per lo sviluppo e l'uso responsabile dell'IA.

L'apparato di norme dovrà anche considerare le disuguaglianze globali e garantire, per quanto più possibile, che i benefici delle tecnologie IA siano accessibili a tutti, evitando di esacerbare le disparità esistenti. Ciò richiede politiche che promuovano l'inclusività e l'equità, nonché iniziative che supportino il trasferimento di conoscenze e tecnologie verso i paesi in via di sviluppo.

Agli organi preposti all'istituzione della governance è richiesto un approccio agile e basato sull'evidenza, in grado di adattarsi rapidamente ai progressi tecnologici e alle mutevoli circostanze. Questo implica un monitoraggio continuo delle tendenze tecnologiche, una valutazione regolare dell'impatto delle politiche e la disponibilità a modificare le regolamentazioni in risposta ai nuovi input.

Vedremo ora alcuni aspetti generali dele regolamentazioni proposte per l'IA e la tecnologia quantistica, analizzando come diversi paesi e organizzazioni stanno affrontando la sfida di regolamentare queste potenti tecnologie in modo da promuovere l'innovazione responsabile e proteggere il bene pubblico.

La regolamentazione dell'intelligenza artificiale (IA) e della tecnologia quantistica, come già detto, rappresenta una sfida complessa e multidimensionale per i legislatori di tutto il mondo. Con l'accelerazione dello sviluppo tecnologico, è emersa una varietà di regolamentazioni esistenti e proposte volte a indirizzare le questioni etiche, sociali e di sicurezza sollevate dall'IA.

A livello globale non esiste ancora un quadro normativo unificato per l'IA, ma diversi paesi stanno adottando un insieme di norme o bozze di norme che riflettano le loro priorità e contesti nazionali. Tuttavia la situazione normativa a livello globale è in costante e continua evoluzione. Indicare ora le normative vigenti, potrebbe fornire un quadro non effettivamente aggiornato al momento della lettura.

Al momento sia Unione Europea che alcuni stati facenti parte degli USA hanno approntato vari quadri normativi, categorizzando i sistemi di IA in base al livello di rischio che presentano e stabilendo una serie di requisiti rigorosi per quelli considerati ad alto rischio, ad esempio sistemi di sorveglianza o di gestione di infrastrutture. ha preso l'iniziativa con il suo approccio regolamentare, presentando il primo disegno di legge completo sull'IA, noto come l'Atto sull'Intelligenza Artificiale. Questo atto categorizza i sistemi di IA in base al livello di rischio che presentano e stabilisce requisiti rigorosi per quelli considerati ad alto rischio, come quelli impiegati nella sorveglianza o nei sistemi critici di infrastruttura.

Nel contesto invece della tecnologia quantistica la regolamentazione è ancora agli albori, data la natura emergente di questa tecnologia. Tuttavia la potenziale capacità dei computer quantistici di rompere gli attuali sistemi di crittografia ha già sollevato preoccupazioni sulla sicurezza dei dati, portando ad un interesse crescente per lo sviluppo di standard e regolamenti che garantiscano la sicurezza quantistica.

Una sfida chiave nella regolamentazione dell'IA e della tecnologia quantistica è bilanciare la necessità di proteggere il pubblico e preservare i diritti individuali con il desiderio di non soffocare l'innovazione. Le regolamentazioni troppo restrittive potrebbero limitare il potenziale di queste tecnologie per affrontare problemi globali come il cambiamento climatico, le malattie e la povertà. D'altra parte, una regolamentazione inadeguata potrebbe portare a abusi dei diritti, discriminazione e altri risultati negativi.

Per affrontare questa sfida molti esperti e organizzazioni internazionali sostengono un approccio basato sui principi alla regolamentazione dell'IA, che stabilisca valori fondamentali come la trasparenza, la giustizia, la non discriminazione e la responsabilità. Questo approccio consente una certa flessibilità nell'applicazione, permettendo di adattarsi all'evoluzione delle tecnologie e delle loro applicazioni.

La regolamentazione dell'IA e della tecnologia quantistica richiede inoltre una collaborazione internazionale per affrontare efficacemente le questioni che superano i confini nazionali. Iniziative come il Global Partnership on AI e il lavoro dell'UNESCO sull'etica dell'IA sono esempi di sforzi internazionali volti a promuovere un dialogo globale e a sviluppare linee guida e standard condivisi.

Discuteremo ora dei dibattiti sull'autonomia delle macchine e sull'intelligenza artificiale generale (AGI), analizzando le implicazioni di sistemi di IA che potrebbero un giorno superare le capacità cognitive umane e le sfide uniche che tale prospettiva presenta per la regolamentazione e la governance dell'IA.

I dibattiti sull'autonomia delle macchine e sull'intelligenza artificiale generale (AGI) rappresentano alcuni degli argomenti più intriganti e complessi nell'ambito della governance e della regolamentazione dell'IA. Questi si concentrano su questioni fondamentali riguardanti il futuro dello sviluppo dell'IA e il suo impatto potenziale sulla società umana.

L'autonomia delle macchine si riferisce alla capacità dei sistemi di IA di operare indipendentemente, prendere decisioni e svolgere compiti senza intervento umano diretto. Questa prospettiva solleva questioni significative riguardo alla responsabilità, alla sicurezza e all'etica. Ad esempio, veicoli autonomi, droni e sistemi d'arma dotati di IA pongono interrogativi su chi sia responsabile in caso di malfunzionamenti o decisioni errate che potrebbero causare danni. La sfida sta nel garantire che questi sistemi operino in modo sicuro e prevedibile, rispettando i principi etici e legali, pur mantenendo l'efficienza e l'efficacia.

L'intelligenza artificiale generale, o AGI, rappresenta un ulteriore passo avanti, riferendosi a sistemi di IA con capacità cognitive generali a livello umano o superiore, capaci di apprendere e di applicare le proprie conoscenze in una vasta gamma di contesti. L'AGI solleva questioni ancora più profonde, incluse le preoccupazioni sull'eventuale superamento delle capacità intellettuali umane e le implicazioni di sistemi che potrebbero auto-programmarsi o evolversi in modi che sfuggono al controllo umano.

I dibattiti sull'AGI includono scenari sia utopici che distopici, variando dalla visione di un futuro in cui l'AGI risolve problemi globali insormontabili, come le malattie, la povertà e l'impatto ambientale, a preoccupazioni di scenari "alla Terminator", in cui l'AGI sfugge al controllo umano con conseguenze catastrofiche. Queste discussioni spesso si scontrano con la teoria del "valico di miglioramento", l'idea che una volta raggiunta una certa soglia di intelligenza, un sistema AGI potrebbe migliorarsi rapidamente in modo autonomo, sfuggendo alla comprensione e al controllo umano.

Di fronte a queste prospettive, emergono questioni cruciali sulla governance e la regolamentazione dell'IA. Come possiamo garantire che lo sviluppo dell'IA, in particolare l'AGI, sia allineato con gli interessi umani e controllato in modo efficace? È possibile stabilire salvaguardie tecniche e normative che prevengano scenari negativi pur permettendo alla società di beneficiare dei potenziali vantaggi dell'AGI?

La risposta a queste domande richiede un dialogo interdisciplinare che coinvolga scienziati, tecnologi, filosofi, legislatori e il pubblico, per esplorare le implicazioni etiche, sociali e tecniche dello sviluppo dell'IA. La collaborazione internazionale sarà fondamentale, dato che le sfide poste dall'AGI e dall'autonomia delle macchine superano i confini nazionali e richiedono una risposta coordinata a livello globale.

Daremo ora un’occhiata alle iniziative internazionali attualmente in corso per la standardizzazione e la sicurezza dell'IA, analizzando come queste iniziative stiano cercando di indirizzare le sfide poste dall'autonomia delle macchine e dall'AGI, e come stiano lavorando per stabilire linee guida e standard che possano guidare lo sviluppo sicuro e responsabile dell'IA nel futuro.

Queste iniziative rappresentano un pilastro fondamentale nella costruzione di un futuro in cui l'IA è sviluppata e utilizzata in modo responsabile e benefico. Mirano infatti a creare un terreno comune di principi, linee guida e standard che possano guidare i governi, le industrie e gli sviluppatori di IA nella realizzazione di sistemi sicuri, etici e trasparenti.

Vari enti di certificazione, comitati internazionali nonché la UE si stanno muovendo in questo periodo proprio per predisporre un set di strumenti normativi utili a canalizzare le attività e gli sviluppi connessi a questa rivoluzionaria tecnologia. Tuttavia la grande dinamicità di queste questioni non permette di delineare un fedele quadro di ciò che è in essere.

Resta rilevante il fatto di come tutte le iniziative internazionali riflettano un crescente riconoscimento della necessità di un approccio coordinato e collaborativo alla governance dell'IA. Attraverso la standardizzazione e lo sviluppo di principi condivisi, la comunità globale sta cercando di garantire che i benefici dell'IA siano realizzati in modo sicuro ed equo, minimizzando i rischi e proteggendo i valori fondamentali della società.

Di seguito esploreremo il ruolo cruciale delle organizzazioni non governative, accademiche e del settore privato nella definizione delle regole dell'IA, analizzando come queste entità contribuiscano alla creazione di un ecosistema di IA responsabile e sostenibile.

Le organizzazioni non governative (ONG), le istituzioni accademiche e il settore privato svolgono ruoli cruciali nella definizione delle regole e nella promozione di una governance responsabile dell'intelligenza artificiale (IA). Il loro coinvolgimento è fondamentale per garantire che lo sviluppo e l'uso dell'IA siano allineati con valori etici universali, rispettino i diritti umani e contribuiscano al bene comune.

Le ONG con il loro impegno per le cause sociali, ambientali e umanitarie, portano una prospettiva unica al dibattito sull'IA. Varie organizzazioni monitorano attentamente l'impiego dell'IA in contesti che potrebbero influenzare i diritti umani, come la sorveglianza di massa e i sistemi d'arma autonomi, sollevando consapevolezza e promuovendo regolamentazioni che tutelino la libertà e la dignità individuale. Le ONG sono anche in prima linea nel sostenere l'accessibilità e l'equità nell'IA, assicurando che i benefici delle tecnologie avanzate non siano riservati solo a una parte privilegiata della società.

Nel mondo accademico, università e centri di ricerca sono al centro dell'innovazione in IA. Oltre a sviluppare nuove tecnologie, gli accademici esaminano le implicazioni etiche, sociali e filosofiche dell'IA, fornendo una comprensione più profonda delle questioni che circondano l'autonomia delle macchine, la privacy dei dati e la responsabilità algoritmica. Varie Università non solo avanzano nella ricerca tecnologica, ma guidano anche il dialogo su come l'IA dovrebbe essere governata e regolamentata per servire al meglio l'umanità.

Il settore privato, che comprende sia startup innovative sia giganti tecnologici come Google, IBM e Microsoft e altri, gioca un ruolo determinante nell'orientare la direzione dello sviluppo dell'IA. Molte di queste aziende hanno stabilito i propri comitati etici e hanno pubblicato linee guida per lo sviluppo responsabile dell'IA, enfatizzando principi come la trasparenza, la giustizia e il rispetto della privacy. Attraverso partnership con il governo e il settore accademico, il settore privato sta lavorando per creare soluzioni IA che siano sia innovative sia eticamente consapevoli, contribuendo allo stesso tempo a definire standard di settore che possano informare politiche e regolamentazioni più ampie.

Queste entità, nel loro insieme, contribuiscono a un ecosistema dinamico di governance dell'IA, dove diverse prospettive e competenze si incontrano per affrontare le sfide complesse poste da queste tecnologie. La collaborazione tra settori è fondamentale per sviluppare un quadro di governance dell'IA che sia inclusivo, equo e in grado di adattarsi ai rapidi cambiamenti tecnologici.

Man mano che procediamo verso il prossimo capitolo, esploreremo i fondamenti per un'etica universale dell'IA, discutendo come principi come la partecipazione, la trasparenza e la giustizia possano essere incorporati in un framework etico per guidare lo sviluppo e l'uso responsabile dell'IA. Questa discussione getta le basi per un approccio più olistico alla governance dell'IA, enfatizzando l'importanza della responsabilità collettiva nel plasmare un futuro in cui l'IA opera a beneficio di tutta l'umanità.

PARTE TERZA

Etica di Utilizzo e Possibili Regole

CAPITOLO 9: Principi Guida per un'Etica dell'IA

Nel precedente capitolo abbiamo affrontato la complessa sfida della governance e della regolamentazione dell'intelligenza artificiale (IA), un tema di fondamentale importanza nell'era digitale. Abbiamo esplorato la necessità imperativa di una governance efficace dell'IA a livello globale, riconoscendo che le implicazioni della tecnologia IA superano i confini nazionali e richiedono una cooperazione internazionale.

Abbiamo visto come diversi paesi e blocchi regionali stiano affrontando le varie problematiche poste da queste tecnologie. Questo spettro di approcci riflette la varietà di valori culturali, priorità economiche e considerazioni etiche che influenzano la governance dell'IA.

Il dibattito sull'autonomia delle macchine e sull'intelligenza artificiale generale (AGI) è stato un altro punto focale del capitolo, insieme ai vari ruoli che dovranno ricoprire i vari player coinvolti, quali imprese del settore, enti governativi e non, startup.

In questo capitolo del libro discuteremo come i principi come la partecipazione, la trasparenza e la giustizia possano essere integrati in un framework etico che orienti lo sviluppo e l'uso dell'IA, garantendo che la tecnologia serva l'umanità in modo equo e responsabile.

La definizione di un'etica universale per l'intelligenza artificiale (IA) è un compito fondamentale e complesso, che richiede di affrontare questioni profonde su come questa tecnologia influenzi e si integri nella società umana. I fondamenti di un'etica universale dell'IA mirano a stabilire principi che possano guidare lo sviluppo e l'uso responsabile dell'IA, assicurando che queste tecnologie siano impiegate per il bene comune, rispettando i diritti umani e promuovendo la giustizia e l'equità.

Rispetto della dignità umana: Al centro dell'etica universale dell'IA vi è il rispetto incondizionato della dignità umana. Questo principio sottolinea che l'IA deve essere sviluppata e utilizzata in modi che rispettino l'integrità, l'autonomia e i diritti degli individui. Le tecnologie IA non dovrebbero ridurre le persone a mere variabili in un algoritmo, né dovrebbero essere impiegate in modi che degradino l'esperienza umana o compromettano la libertà individuale.

Non discriminazione e giustizia: Un altro pilastro fondamentale è la promozione della non discriminazione e della giustizia. Gli algoritmi di IA devono essere progettati per evitare bias ingiusti e per garantire che non perpetuino né esacerbino le disuguaglianze esistenti nella società. Ciò implica un attento esame e una continua revisione dei set di dati utilizzati per l'addestramento dell'IA, assicurando che siano rappresentativi e privi di pregiudizi discriminatori.

Trasparenza e responsabilità: La trasparenza negli algoritmi e nei processi decisionali dell'IA è cruciale per costruire fiducia e comprensione tra il pubblico. Gli utenti e le parti interessate dovrebbero essere in grado di comprendere come le decisioni vengono prese dai sistemi di IA e su quali basi. Collegato a ciò è il principio della responsabilità, che stabilisce che gli sviluppatori e gli utilizzatori di IA devono essere responsabili delle conseguenze delle tecnologie che creano e impiegano.

Promozione del benessere umano e dell'ambiente: L'IA dovrebbe essere orientata a promuovere il benessere umano, la prosperità sociale e la sostenibilità ambientale. Questo significa che lo sviluppo e l'uso dell'IA dovrebbero essere allineati con gli obiettivi di migliorare la qualità della vita, ridurre le sofferenze, promuovere la giustizia sociale e proteggere l'ambiente per le generazioni future.

Cooperazione internazionale e inclusività: Data la natura globale dell'IA e il suo impatto trasversale, è essenziale promuovere la cooperazione internazionale e l'inclusività nella definizione dei principi etici dell'IA. Questo assicura che diverse prospettive culturali, sociali ed economiche siano considerate e che le politiche e le pratiche etiche dell'IA siano inclusive e rispettose della diversità globale.

Parleremo ora di come questi principi fondamentali possano essere integrati in un framework etico pratico che guidi la partecipazione, la trasparenza e la giustizia nell'ambito dell'IA, fornendo linee guida concrete per affrontare le sfide etiche poste da queste tecnologie avanzate.

La creazione di un framework etico per l'intelligenza artificiale (IA) che incorpori partecipazione, trasparenza e giustizia è fondamentale per orientare lo sviluppo e l'uso responsabile di queste tecnologie. Un tale framework non solo guida gli sviluppatori e gli utenti di

IA verso pratiche etiche, ma aiuta anche a costruire fiducia tra il pubblico e a garantire che l'IA sia impiegata in modo che rispetti i diritti umani e promuova il benessere sociale.

Partecipazione

La partecipazione attiva di una vasta gamma di stakeholder nel processo di definizione delle regole etiche per l'IA è cruciale. Questo include non solo gli sviluppatori di IA e le aziende tecnologiche, ma anche rappresentanti del governo, esperti di etica, gruppi di difesa dei consumatori, comunità sotto-rappresentate e il pubblico generale. La partecipazione inclusiva assicura che diverse prospettive e preoccupazioni siano considerate, portando alla creazione di un framework etico che sia ampiamente accettato e applicabile in vari contesti sociali e culturali.

Incorporare meccanismi di partecipazione, come consultazioni pubbliche, tavole rotonde e workshop, nel processo di definizione delle politiche può migliorare la qualità e la rilevanza delle linee guida etiche per l'IA. Questo approccio partecipativo promuove l'equità garantendo che le voci di minoranze e gruppi vulnerabili siano ascoltate e considerate nel processo decisionale.

Trasparenza

La trasparenza è un altro pilastro fondamentale di un framework etico per l'IA. Questo principio riguarda non solo la chiarezza degli algoritmi e dei processi decisionali dell'IA, ma anche la comunicazione aperta riguardo agli obiettivi, alle potenziali implicazioni e ai limiti dei sistemi di IA. La trasparenza permette agli utenti e alle parti interessate di comprendere come funzionano i sistemi di IA, su quali dati si basano le loro decisioni e come possono essere controllati o contestati.

Implementare la trasparenza nell'IA richiede sforzi per rendere gli algoritmi più interpretabili e per fornire documentazione chiara che spieghi il funzionamento interno dei sistemi in termini accessibili. Inoltre, le organizzazioni che sviluppano o impiegano IA dovrebbero essere trasparenti riguardo ai loro processi di sviluppo, inclusi gli sforzi per mitigare i bias e assicurare la giustizia.

Giustizia

Assicurare che l'IA sia sviluppata e utilizzata in modo giusto è essenziale per prevenire discriminazioni e disuguaglianze. Il principio di giustizia nel contesto dell'IA implica la creazione di sistemi che trattino tutti gli utenti in modo equo, senza bias ingiusti o discriminazioni. Questo include l'attenzione alla diversità e alla rappresentatività nei set di dati utilizzati per addestrare algoritmi di IA, nonché la verifica che questi sistemi non producano risultati dannosi o ingiusti per certi gruppi di persone.

La giustizia richiede anche meccanismi di ricorso efficaci per coloro che si sentono danneggiati dalle decisioni basate sull'IA. Gli utenti dovrebbero avere la possibilità di contestare e chiedere la revisione delle decisioni prese dai sistemi di IA, garantendo che ci siano vie per correggere eventuali errori o ingiustizie.

Un framework etico per l'IA che enfatizzi la partecipazione, la trasparenza e la giustizia può guidare lo sviluppo e l'uso responsabile dell'IA, assicurando che queste tecnologie avanzate siano impiegate in modo che rispettino i valori umani fondamentali e promuovano il bene sociale. Vedremo di seguito come questi principi etici vengano applicati nella pratica, attraverso case study che illustrano l'implementazione di pratiche etiche nell'IA.

L'applicazione dei principi etici nell'intelligenza artificiale (IA) è cruciale per assicurare che le tecnologie emergenti siano sviluppate e utilizzate in modo responsabile e benefico. Attraverso diversi case study, possiamo esplorare come i principi di partecipazione, trasparenza e giustizia vengano implementati nella pratica, offrendo spunti preziosi per la comunità globale dell'IA.

1: Progetto di IA per la Salute Pubblica

Un'iniziativa significativa nel settore sanitario ha impiegato l'IA per migliorare la diagnosi precoce delle malattie croniche in comunità rurali e sottoservite. Il progetto ha coinvolto una vasta gamma di stakeholder, inclusi medici, pazienti, sviluppatori di IA e rappresentanti della comunità, fin dalle prime fasi di sviluppo. Questo approccio partecipativo ha assicurato che il sistema fosse progettato tenendo conto delle esigenze reali dei pazienti e delle pratiche mediche locali, promuovendo l'equità nell'accesso alle cure.

La trasparenza è stata garantita attraverso la condivisione aperta dei metodi di sviluppo dell'IA, inclusi i criteri utilizzati per la raccolta e l'analisi dei dati. Inoltre, i risultati forniti dal sistema di IA erano accompagnati da spiegazioni comprensibili, permettendo ai medici di comprendere le raccomandazioni dell'IA e di discuterle con i pazienti, rafforzando così la fiducia nel sistema.

2: Piattaforma di IA per il Recruitment

Un'azienda tecnologica ha sviluppato una piattaforma di IA per ottimizzare i processi di assunzione, mirando a ridurre i bias inconsci e promuovere la diversità nel posto di lavoro. L'azienda ha lavorato strettamente con esperti di etica, psicologi del lavoro e gruppi per la diversità per progettare algoritmi che minimizzassero le distorsioni nei processi di selezione.

La trasparenza è stata assicurata mediante la documentazione dettagliata degli algoritmi e dei set di dati utilizzati, e i candidati erano informati su come i loro dati venivano processati. La piattaforma includeva anche strumenti per i responsabili delle assunzioni per valutare e correggere eventuali bias nei loro processi decisionali, promuovendo attivamente la giustizia e l'equità.

3: Sistema di IA per la Gestione delle Risorse Idriche

Un progetto internazionale ha impiegato l'IA per migliorare la gestione delle risorse idriche in aree colpite dalla siccità. Il progetto ha coinvolto esperti ambientali, comunità locali, governi e ONG nella fase di progettazione, assicurando una comprensione profonda delle sfide locali e l'integrazione di conoscenze tradizionali nella soluzione tecnologica.

La trasparenza nel processo decisionale dell'IA è stata assicurata attraverso l'uso di algoritmi interpretabili e la formazione degli utenti locali sull'uso e la manutenzione del sistema. La giustizia è stata promossa garantendo che l'accesso alle risorse idriche fosse equo e sostenibile, con meccanismi di monitoraggio e valutazione per prevenire l'uso eccessivo o lo sfruttamento.

Questi esempi dimostrano che l'applicazione pratica dei principi etici nell'IA è non solo possibile ma essenziale per lo sviluppo di tecnologie che rispettino i valori umani e contribuiscano positivamente alla società.

Affrontando le sfide etiche attraverso l'approccio partecipativo, la trasparenza e la promozione della giustizia, possiamo guidare l'IA verso un futuro in cui la tecnologia agisce come forza per il bene comune.

Vedremo qui di seguito il ruolo della comunità scientifica e tecnologica nell'etica dell'IA, esaminando come ricercatori e professionisti possano contribuire a promuovere pratiche etiche nello sviluppo e nell'uso dell'IA.

Il ruolo della comunità scientifica e tecnologica nell'etica dell'intelligenza artificiale (IA) è cruciale e multidimensionale, poiché questi professionisti non solo guidano lo sviluppo di nuove tecnologie, ma possono anche influenzare come queste vengono implementate e percepite dalla società. La responsabilità etica di questi professionisti va oltre la creazione di codici e algoritmi, estendendosi alla riflessione su come il loro lavoro impatti il tessuto sociale, economico e culturale.

Promozione della Consapevolezza Etica

Una delle principali responsabilità della comunità scientifica e tecnologica è promuovere una maggiore consapevolezza delle questioni etiche legate all'IA. Ciò può essere realizzato attraverso l'educazione e la formazione, integrando i principi etici nei curricula accademici e nei programmi di formazione professionale. Workshop, seminari e conferenze possono servire come piattaforme per discutere dilemmi etici, condividere best practice e sviluppare un linguaggio comune attorno alle questioni etiche nell'IA.

Sviluppo di Standard Etici

Gli scienziati e i tecnologi hanno anche il compito di contribuire allo sviluppo di standard etici e linee guida che possano orientare la ricerca e l'applicazione dell'IA. Questo implica lavorare in collaborazione con organismi di standardizzazione, organizzazioni professionali e gruppi di interesse per creare quadri etici che siano sia pratici che allineati con i valori universali. La partecipazione attiva a queste discussioni assicura che le linee guida etiche siano informate dalle ultime scoperte scientifiche e dai progressi tecnologici.

Ricerca Responsabile

La comunità scientifica è incaricata di condurre una ricerca responsabile, che consideri non solo il potenziale di innovazione, ma anche i possibili rischi e implicazioni etiche delle tecnologie IA. Questo include l'adozione di approcci di ricerca partecipativa, dove gli utenti finali e le parti interessate sono coinvolti nel processo di sviluppo, e la realizzazione di valutazioni di impatto etico come parte integrante del ciclo di ricerca e sviluppo.

Promozione della Trasparenza e della Responsabilità

Gli scienziati e i tecnologi devono sostenere la trasparenza nei metodi di ricerca, nei processi di sviluppo e nelle decisioni algoritmiche. Ciò implica rendere disponibili al pubblico i dataset, i codici e le metodologie di ricerca in modo che possano essere esaminati, criticati e migliorati dalla comunità scientifica e dal pubblico. La responsabilità per le conseguenze dell'IA, sia intenzionali che non, deve essere chiaramente definita, promuovendo un ambiente in cui gli errori possano essere ammessi e corretti.

Principi Etici Fondamentali per l'IA

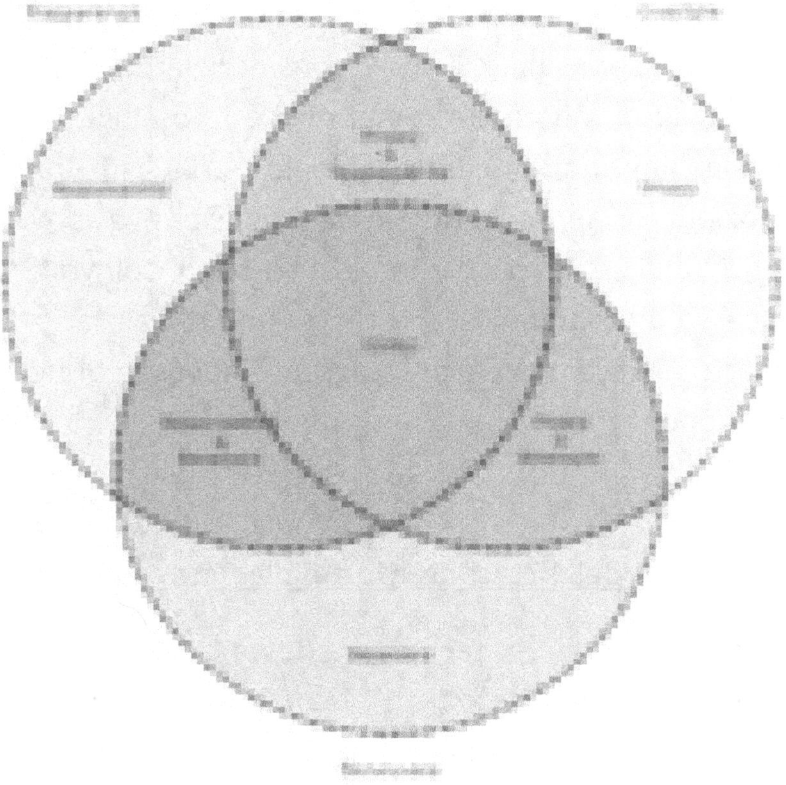

Questo diagramma di Venn illustra i principi etici fondamentali per l'IA e le loro intersezioni. Ogni cerchio rappresenta un principio etico (Trasparenza, Giustizia, e Benessere), e le aree di sovrapposizione mostrano come questi principi interagiscano e si influenzino a vicenda:

Cerchi Singoli: Rappresentano i principi indipendenti con i loro elementi chiave.

Intersezioni: Indicano le aree di sovrapposizione e le relazioni tra i principi.

Centro dell'Intersezione: Simboleggia la convergenza di tutti i principi in un framework etico completo, enfatizzando l'equilibrio tra progresso tecnologico e valori umani. Ora proseguiamo ....

Collaborazione Interdisciplinare

La comunità scientifica e tecnologica deve abbracciare la collaborazione interdisciplinare, lavorando a stretto contatto con esperti di etica, filosofi, giuristi, sociologi e altri professionisti per comprendere appieno le ramificazioni dell'IA. Queste collaborazioni possono arricchire la progettazione e l'implementazione dell'IA con prospettive diverse, assicurando che le soluzioni tecnologiche siano equilibrate, giuste e rispettose della complessità della condizione umana.

La comunità scientifica e tecnologica, quindi, non solo guida l'innovazione nell'IA, ma ha anche la responsabilità di assicurare che queste tecnologie emergenti siano sviluppate e utilizzate in modo etico e responsabile. Nel prossimo segmento, esploreremo le sfide associate all'implementazione di un codice etico globale per l'IA, analizzando come questi principi possano essere applicati coerentemente in contesti diversi e su scala internazionale.

L'implementazione di un codice etico globale per l'intelligenza artificiale (IA) presenta una serie di sfide complesse e sfaccettate, derivanti dalla diversità culturale, dalle variegate applicazioni tecnologiche e dalle rapide evoluzioni nel campo dell'IA. Queste sfide richiedono un approccio olistico e flessibile per garantire che i principi etici siano integrati efficacemente nello sviluppo e nell'uso dell'IA a livello mondiale.

Una delle principali difficoltà nell'implementazione di un codice etico globale per l'IA è la diversità culturale e normativa tra i paesi. I valori e le priorità etiche possono variare notevolmente da una cultura all'altra, influenzando la percezione di ciò che è considerato etico o accettabile nell'uso dell'IA. Ad esempio, le norme relative alla privacy e alla sorveglianza possono differire significativamente tra società occidentali e orientali, rendendo difficile stabilire linee guida universali che siano rispettate e accettate globalmente.

La rapida evoluzione tecnologica dell'IA pone inoltre la necessità di mantenere aggiornati i codici etici. Ciò che è considerato una pratica etica o sicura oggi potrebbe non esserlo domani, a causa di nuovi sviluppi tecnologici o di cambiamenti nel contesto sociale. Pertanto, un codice etico globale per l'IA deve essere dinamico e capace di adattarsi alle nuove scoperte e applicazioni dell'IA.

La vasta gamma di applicazioni dell'IA in settori diversi come la sanità, la finanza, l'istruzione e la difesa, introduce ulteriori complessità. Ogni settore ha le proprie sfide etiche specifiche e ciò richiede che il codice etico sia sufficientemente flessibile per essere applicato in contesti diversi, pur mantenendo principi universali chiari e coerenti.

La questione della responsabilità e dell'accountability nell'IA è un'altra sfida significativa. Con l'aumentare dell'autonomia delle macchine, diventa più difficile attribuire la responsabilità per le azioni o le decisioni prese dall'IA. La creazione di un framework etico che affronti efficacemente la questione della responsabilità, sia a livello individuale sia aziendale, è fondamentale per garantire che le parti interessate siano tenute responsabili in caso di malfunzionamenti o danni causati dall'IA.

C'è infine la sfida dell'implementazione e del rispetto del codice etico. Stabilire meccanismi di monitoraggio, verifica e enforcement che assicurino il rispetto delle linee guida etiche a livello globale è complesso. Ciò richiede una collaborazione tra governi, industrie, comunità accademiche e società civile per sviluppare standard internazionali, condividere le migliori pratiche e promuovere una cultura etica all'interno dell'ecosistema dell'IA.

Nonostante queste sfide, l'elaborazione e l'implementazione di un codice etico globale per l'IA sono fondamentali per assicurare che la tecnologia sia sviluppata e utilizzata in modi che rispettino i diritti umani, promuovano il bene comune e minimizzino i rischi per la società. Affrontando proattivamente queste sfide, possiamo lavorare verso un futuro in cui l'IA sia impiegata in modo responsabile ed etico.

Nel seguente capitolo esploreremo più in dettaglio il ruolo dell'IA nei processi decisionali, esaminando le potenzialità e i pericoli, nonché i dilemmi morali e le sfide nel programmare l'etica nelle macchine. Questa discussione si baserà sui principi etici delineati nei capitoli precedenti e considererà come questi possano essere integrati nelle decisioni prese dall'IA.

CAPITOLO 10: IA e Decisioni Morali

Abbiamo appena esplorato i principi fondamentali per un'etica universale dell'intelligenza artificiale (IA), delineando le basi su cui costruire un framework etico che possa guidare lo sviluppo e l'utilizzo responsabile dell'IA. Abbiamo discusso l'importanza della partecipazione, della trasparenza e della giustizia come pilastri di questo framework, sottolineando come questi principi possano essere applicati per garantire che l'IA serva il bene comune, rispettando i diritti umani e promuovendo l'equità sociale.

Attraverso una serie di casi studio abbiamo illustrato come i principi etici possono essere messi in pratica in vari settori, dalla sanità al reclutamento, fino alla gestione delle risorse idriche. Questi esempi hanno mostrato l'efficacia dell'approccio etico partecipativo, la necessità di trasparenza nei sistemi di IA e l'importanza di assicurare che le decisioni prese dall'IA siano giuste ed equilibrate.

Abbiamo inoltre esaminato il ruolo cruciale della comunità scientifica e tecnologica nell'etica dell'IA, evidenziando come ricercatori, sviluppatori e professionisti del settore abbiano la responsabilità di promuovere la consapevolezza etica, contribuire allo sviluppo di standard etici e condurre una ricerca responsabile. La collaborazione interdisciplinare è stata sottolineata come essenziale per integrare una vasta gamma di prospettive e competenze nel dialogo etico sull'IA.

In conclusione abbiamo discusso le sfide associate all'implementazione di un codice etico globale per l'IA, affrontando le complessità legate alla diversità culturale, alla rapida evoluzione tecnologica e alla vasta gamma di applicazioni dell'IA. Nonostante queste difficoltà, l'importanza di perseguire un approccio etico globale è stata sottolineata come fondamentale per navigare il futuro dell'IA in modo che rispetti e arricchisca la società umana.

In questo capitolo analizzeremo le fondamenta etiche, per vedere più da vicino il ruolo dell'IA nei processi decisionali. Esploreremo le potenzialità e i pericoli dell'IA nell'azione di prendere decisioni, i dilemmi morali che emergono e come possiamo programmare l'etica nelle macchine in modo che le loro decisioni riflettano i valori umani e il contesto sociale. Questa discussione ci guiderà verso una comprensione più profonda di come l'IA possa essere integrata nella società in modi che siano sia eticamente responsabili sia vantaggiosi per l'umanità.

L'integrazione dell'intelligenza artificiale (IA) nei processi decisionali apre un mondo di potenzialità, ma porta con sé anche significativi pericoli che devono essere attentamente considerati. L'impiego dell'IA nella presa di decisioni può migliorare l'efficienza, l'accuratezza e la coerenza, superando spesso le capacità umane, specialmente in contesti caratterizzati da grandi volumi di dati o da complessità computazionale elevata. Tuttavia, la dipendenza dall'IA per decisioni critiche solleva interrogativi profondi riguardo all'etica, alla responsabilità e agli impatti sociali.

Potenzialità dell'IA nei Processi Decisionali

L'IA offre la possibilità di analizzare enormi set di dati con precisione e velocità superiori a quelle umane, consentendo di identificare pattern, tendenze e correlazioni che potrebbero sfuggire all'analisi umana. In settori come la medicina, l'IA può supportare i medici fornendo diagnosi più accurate o suggerendo trattamenti personalizzati basati sull'analisi di dati clinici e genetici dei pazienti. Nel settore finanziario, algoritmi di IA possono ottimizzare le strategie di investimento analizzando le fluttuazioni di mercato in tempo reale, mentre nelle operazioni di soccorso, l'IA può aiutare a coordinare efficacemente le risorse in risposta a disastri naturali.

Pericoli dell'IA nei Processi Decisionali

Nonostante queste potenzialità, l'impiego dell'IA nella presa di decisioni presenta rischi significativi. Uno dei principali pericoli è il rischio di bias algoritmici, dove pregiudizi presenti nei dati di addestramento si riflettono nelle decisioni prese dall'IA, potenzialmente conducendo a discriminazioni ingiuste contro determinati gruppi sociali. Un altro pericolo è la mancanza di trasparenza e interpretabilità di alcuni algoritmi di IA, che rende difficile capire come vengono prese le decisioni, limitando la possibilità di revisione o contestazione.

La dipendenza eccessiva dall'IA nella presa di decisioni può anche portare a una "erosione delle competenze" umane, dove le capacità decisionali e il giudizio critico vengono diminuiti a causa della fiducia incondizionata nelle macchine. Inoltre, l'autonomia delle decisioni IA solleva questioni di responsabilità: in caso di errori o conseguenze dannose, stabilire chi sia responsabile – l'algoritmo, gli sviluppatori, o gli utenti finali – diventa una questione complessa.

Bilanciare Potenzialità e Pericoli

Per sfruttare i benefici dell'IA nei processi decisionali minimizzando i rischi associati, è essenziale adottare un approccio equilibrato che includa la supervisione umana, l'audit regolare degli algoritmi di IA, e lo sviluppo di sistemi di IA trasparenti e interpretabili. La creazione di quadri normativi e etici che guidino lo sviluppo e l'impiego dell'IA è cruciale per assicurare che le decisioni prese siano giuste, etiche e responsabili.

L'integrazione dell'IA nella presa di decisioni rappresenta quindi un campo di enormi opportunità ma anche di sfide significative. Man mano che procediamo nel Capitolo 10, esploreremo in dettaglio i dilemmi morali specifici che emergono dall'uso dell'IA, come illustrato dal noto "caso del carro armato", e discuteremo come possiamo programmare l'etica nelle macchine per navigare questi dilemmi in modo etico e responsabile.

Il "caso del carro armato" è un esempio emblematico che illustra i dilemmi morali associati all'uso dell'intelligenza artificiale (IA) nelle decisioni critiche. Immaginate un sistema di IA incaricato di operare un carro armato in un contesto bellico. Questo sistema deve decidere autonomamente se sparare o meno a un obiettivo rilevato. La sfida morale sorge quando l'IA deve distinguere tra combattenti nemici e civili innocenti che si trovano nelle vicinanze.

Il Dilemma Morale

Il nucleo del dilemma risiede nella capacità dell'IA di fare scelte etiche in situazioni complesse e ambigue, dove le informazioni possono essere incomplete o incerte. Se l'IA decide di sparare, c'è il rischio di causare vittime civili, violando principi etici fondamentali e leggi internazionali. Se decide di non sparare, potrebbe mancare di neutralizzare una minaccia significativa, mettendo a rischio la sicurezza dei soldati alleati e la missione complessiva.

Considerazioni Etiche

Questo scenario solleva questioni etiche fondamentali su come programmare l'IA per navigare in decisioni che richiedono giudizi morali. Dovrebbe l'IA aderire rigidamente a regole predeterminate, come "non sparare mai se c'è una probabilità X% di colpire un civile", o dovrebbe avere la flessibilità di valutare il contesto più ampio, come l'intenzione percepita dell'obiettivo e il rischio complessivo per la missione?

Responsabilità e Accountability

Un altro aspetto critico è la questione della responsabilità. In caso di errori dell'IA che portano a conseguenze mortali, chi è responsabile? È l'algoritmo, il suo sviluppatore, il comandante militare che ha implementato il sistema, o una combinazione di questi? Determinare la responsabilità in queste situazioni è complicato e richiede un'attenta considerazione delle implicazioni legali ed etiche.

Implicazioni per la Programmazione dell'Etica nelle Macchine

Il "caso del carro armato" evidenzia la necessità di integrare considerazioni etiche profonde nella programmazione dell'IA, un compito che presenta sfide significative. Gli sviluppatori devono confrontarsi con questioni come la codifica di principi morali universali in algoritmi, l'adattamento di questi principi a contesti specifici e la gestione dell'incertezza e dell'ambiguità nelle decisioni dell'IA.

Bilanciare Sicurezza e Principi Etici

il "caso del carro armato", infine, sottolinea il delicato equilibrio tra la necessità di sicurezza e la necessità di aderire a principi etici. In contesti bellici dove le decisioni possono avere conseguenze di vita o di morte, la sfida di progettare IA che operino in modo sicuro ed etico è particolarmente acuta. Trovare questo equilibrio richiede un dialogo continuo tra tecnologi, filosofi, giuristi e altri stakeholder per sviluppare framework etici robusti che guidino l'uso dell'IA.

Il "caso del carro armato" funge da potente promemoria delle complessità e delle responsabilità associate all'impiego dell'IA in contesti critici. Nel prossimo segmento, esploreremo come l'etica può essere programmata nelle macchine, esaminando le teorie e gli approcci che possono aiutarci a navigare questi dilemmi morali in modo responsabile.

La programmazione dell'etica nelle macchine rappresenta una delle sfide più complesse e intriganti nel campo dell'intelligenza artificiale (IA). Questo processo richiede non solo un'approfondita comprensione delle teorie etiche, ma anche la capacità di tradurre questi principi astratti in algoritmi e codici che possano guidare le decisioni delle macchine in situazioni reali e spesso complesse. Esplorare le diverse teorie e approcci alla programmazione etica nelle macchine offre una panoramica su come potremmo navigare questi dilemmi morali.

Teorie Etiche e loro Applicazione nell'IA

Le teorie etiche tradizionali, come il deontologismo, l'utilitarismo e la virtù etica, forniscono diversi quadri per valutare le azioni morali. Il deontologismo, che si concentra sul seguire doveri o regole morali universali, potrebbe essere tradotto in sistemi di IA mediante la programmazione di regole fisse che l'IA non può violare. Tuttavia, questa rigidità potrebbe non essere adatta a tutte le situazioni, specialmente quelle che richiedono flessibilità e giudizio contestuale.

L'utilitarismo, che valuta le azioni in base alle loro conseguenze e al massimo bene per il maggior numero di persone, potrebbe guidare lo sviluppo di sistemi di IA che calcolano e agiscono in base alle previsioni degli esiti. Tuttavia questo approccio solleva preoccupazioni sul calcolo preciso delle conseguenze e sulla valutazione dei benefici rispetto ai danni potenziali.

La virtù etica che enfatizza le qualità di carattere e l'agire in modo che una persona moralmente virtuosa agirebbe, presenta sfide uniche nella sua applicazione all'IA, dato che implica una comprensione del contesto e una forma di giudizio morale che potrebbe essere difficile da codificare in algoritmi.

Approcci alla Programmazione Etica

Tra gli approcci alla programmazione dell'etica nelle macchine, troviamo l'etica top-down, l'etica bottom-up e gli approcci ibridi. L'etica top-down implica l'incorporazione di principi etici e regole predefinite nei sistemi di IA, fornendo una guida chiara su come l'IA dovrebbe agire in determinate situazioni. Questo approccio, tuttavia, potrebbe non essere sufficientemente flessibile per gestire la complessità e la varietà delle situazioni reali.

L'etica bottom-up d'altra parte, si basa sull'apprendimento da esempi di comportamenti etici, permettendo all'IA di sviluppare una sorta di "intuizione etica" attraverso l'apprendimento da casi passati. Questo approccio potrebbe offrire maggiore flessibilità, ma solleva questioni su come garantire che gli esempi forniti all'IA siano eticamente validi e rappresentativi.

Gli approcci ibridi cercano di combinare il meglio dei due mondi, integrando regole etiche predefinite con la capacità dell'IA di apprendere dall'esperienza e adattarsi a nuovi contesti. Questi approcci potrebbero offrire una via promettente, ma richiedono sofisticate tecniche di intelligenza artificiale e una profonda comprensione delle sfide etiche.

Sfide nella Programmazione dell'Etica nelle Macchine

Una delle principali sfide nella programmazione dell'etica nelle macchine è la questione della responsabilità e della trasparenza. Determinare chi sia responsabile delle decisioni prese da un'IA eticamente programmata e assicurare che i processi decisionali siano trasparenti e comprensibili sono questioni cruciali per la fiducia pubblica e l'accettazione.

La programmazione dell'etica nelle macchine deve inoltre affrontare il problema dell'universalità dei principi etici in un mondo culturalmente diversificato. Trovare principi etici che siano ampiamente accettati e applicabili a livello globale è una sfida significativa.

Man mano che procediamo nel Capitolo 10, esploreremo l'importanza del contesto umano nelle decisioni dell'IA, sottolineando come l'integrazione dell'intelligenza umana e dell'empatia nel processo decisionale dell'IA possa arricchire l'approccio etico e garantire che le decisioni dell'IA siano allineate con i valori e le norme morali umane.

L'integrazione del contesto umano nelle decisioni prese dall'intelligenza artificiale (IA) è fondamentale per garantire che le azioni delle macchine siano non solo tecnicamente corrette, ma anche eticamente appropriate e socialmente accettabili. La comprensione e l'applicazione del contesto umano nelle decisioni dell'IA richiede un approccio olistico che consideri la complessità delle situazioni umane, le sfumature etiche e le implicazioni sociali delle azioni dell'IA.

Comprendere il Contesto Umano

Il contesto umano include una vasta gamma di elementi come le norme sociali, i valori culturali, le emozioni, le intenzioni e le relazioni interpersonali. Questi fattori possono influenzare significativamente ciò che è considerato un comportamento appropriato in una determinata situazione. Per esempio, in ambito sanitario, un sistema di IA che assiste nelle diagnosi dovrebbe considerare non solo i dati clinici, ma anche il contesto personale del paziente, come le sue preoccupazioni, i valori e le circostanze di vita.

Sfide nell'Integrazione del Contesto Umano

Integrare il contesto umano nelle decisioni dell'IA presenta diverse sfide. Innanzitutto, c'è la questione della comprensibilità delle situazioni umane da parte delle macchine. Mentre gli esseri umani possono intuitivamente percepire e interpretare il contesto sociale, per un sistema di IA, comprendere appieno le sfumature e i sottotesti delle situazioni umane può essere estremamente difficile.

Il contesto umano è dinamico e soggetto a cambiamenti rapidi, il che richiede che i sistemi di IA siano capaci di adattarsi in tempo reale. Questo implica lo sviluppo di algoritmi che possano apprendere continuamente dall'ambiente e dagli input umani, aggiustando le loro decisioni di conseguenza.

Approcci per Integrare il Contesto Umano

Per affrontare queste sfide, è essenziale adottare approcci multi-disciplinari che uniscano l'expertise in IA, psicologia, sociologia, filosofia e altre discipline umanistiche. Ciò può aiutare a costruire sistemi di IA che siano più consapevoli del contesto umano e capaci di interpretare le complessità delle interazioni umane.

Un altro approccio è l'uso di tecniche di IA come l'apprendimento profondo e l'elaborazione del linguaggio naturale per analizzare e comprendere meglio i contesti umani complessi. Ciò potrebbe includere l'analisi di dati linguistici per cogliere le sfumature emotive o l'uso di sensori per interpretare i segnali non verbali durante le interazioni umane.

Importanza del Feedback

Il nostro feedback gioca un ruolo cruciale nell'integrazione del contesto umano nelle decisioni dell'IA. Consentire agli utenti di fornire feedback sulle decisioni dell'IA e sui motivi per cui potrebbero essere state inappropriate o non in linea con le aspettative umane è vitale per affinare la capacità dell'IA di interpretare correttamente il contesto umano.

Verso un Futuro Empatico per l'IA

L'obiettivo finale è sviluppare sistemi di IA che non solo eseguano compiti con elevata precisione tecnica, ma che siano anche capaci di "empatia computazionale", ovvero la capacità di riconoscere e rispondere adeguatamente agli stati emotivi e alle esigenze umane. Questo richiede un impegno continuo nella ricerca e nello sviluppo di tecnologie che possano avvicinare l'IA alla comprensione del contesto umano in tutta la sua ricchezza e complessità.

Rrifletteremo ora sui futuri sviluppi nell'integrazione dell'etica nell'IA, considerando come gli avanzamenti tecnologici possano continuare a essere allineati con i principi etici e come l'IA possa evolvere per servire al meglio l'umanità nel rispetto del contesto umano.

I futuri sviluppi nell'integrazione dell'etica nell'intelligenza artificiale (IA) rappresentano un campo dinamico e in rapida evoluzione, al crocevia tra tecnologia, filosofia e politica sociale. Mentre l'IA continua a permeare ogni aspetto della vita quotidiana, da decisioni individuali a questioni di portata globale, l'importanza di guidare il suo sviluppo attraverso principi etici ben definiti e universalmente accettati diventa sempre più imperativa.

Avanzamenti nell'Apprendimento Etico delle Macchine

Uno dei futuri sviluppi più promettenti nell'integrazione dell'etica nell'IA è l'evoluzione delle capacità delle macchine di apprendere e adattare i principi etici in maniera più sofisticata e contestualmente rilevante. L'uso di tecniche avanzate di apprendimento automatico e di reti neurali potrebbe consentire alle IA di comprendere e applicare principi etici in modi che simulano più da vicino il ragionamento umano, tenendo conto delle complessità e delle sfumature delle situazioni reali.

Sviluppo di Framework Etici Dinamici

La creazione di framework etici dinamici che possano evolversi insieme alle tecnologie IA è un altro ambito chiave. Questi framework dovrebbero essere progettati per essere flessibili e adattabili, consentendo aggiornamenti e modifiche man mano che emergono nuove sfide etiche e che si sviluppano nuove comprensioni delle implicazioni dell'IA. L'obiettivo è creare un sistema di valori etici per l'IA che sia resiliente e capace di crescere e cambiare nel tempo.

Integrazione dell'Empatia e del Contesto Sociale

L'integrazione dell'empatia e della consapevolezza del contesto sociale nelle decisioni dell'IA è un'area di interesse crescente. Sviluppare sistemi di IA che possano non solo analizzare i dati, ma anche comprendere e rispondere ai bisogni emotivi e alle circostanze sociali degli individui potrebbe migliorare significativamente l'efficacia e l'accettazione delle IA in campi come l'assistenza sanitaria, l'istruzione e il servizio clienti.

Collaborazione Globale e Standardizzazione

La collaborazione globale per lo sviluppo di standard etici universali per l'IA è fondamentale per garantire che i principi etici siano coerenti e applicabili a livello internazionale. Lavorare insieme a livello globale può aiutare a superare le barriere culturali e politiche, promuovendo un approccio condiviso all'etica dell'IA che rispetti la diversità e promuova la giustizia e l'equità.

Coinvolgimento degli Stakeholder e Dibattito Pubblico

Il coinvolgimento attivo degli stakeholder e il dibattito pubblico sui futuri sviluppi etici dell'IA sono essenziali per garantire che lo sviluppo dell'IA sia guidato dai bisogni e dai valori della società nel suo insieme. La partecipazione di un'ampia gamma di voci, comprese quelle di esperti di etica, sviluppatori di IA, utenti finali, legislatori e il pubblico generale, è cruciale per costruire un consenso su come l'IA dovrebbe essere utilizzata e regolamentata.

Nel prossimo capitolo esploreremo la panoramica delle attuali regolamentazioni sull'IA a livello mondiale e discuteremo le proposte per un quadro normativo che sia sia efficace che flessibile, garantendo che l'innovazione sia bilanciata con il controllo etico e responsabile. Questa discussione ci porterà a considerare il ruolo cruciale dei policymaker, la partecipazione pubblica e il coinvolgimento degli stakeholder nel processo regolatorio, offrendo insight attraverso case study su successi e fallimenti nella regolamentazione dell'IA.

CAPITOLO 11: Regolamentazione e Oversight dell'IA

Nel precedente capitolo abbiamo parlato in profondità del ruolo complesso e multi sfaccettato dell'intelligenza artificiale (IA) nei processi decisionali, mettendo in luce sia le immense potenzialità che i significativi pericoli associati. Abbiamo iniziato esaminando come l'IA può migliorare l'accuratezza e l'efficienza delle decisioni in vari settori, dalla medicina alla gestione delle emergenze, ma abbiamo anche discusso i rischi legati ai bias algoritmici, alla mancanza di trasparenza e alla possibile erosione delle competenze umane.

Attraverso l'esemplificazione del "caso del carro armato", abbiamo illustrato i dilemmi morali intrinseci all'uso dell'IA in contesti critici, dove le decisioni possono avere conseguenze di vita o di morte. Questo caso ha sottolineato la necessità di programmare l'IA con principi etici robusti e flessibili, capaci di navigare la complessità delle situazioni reali.

Abbiamo poi discusso vari approcci alla programmazione dell'etica nelle macchine, dai metodi top-down e bottom-up agli approcci ibridi, evidenziando come ciascuno affronti la sfida di incorporare principi etici universali in sistemi tecnologici. L'importanza del contesto umano è stata sottolineata come elemento cruciale per assicurare che le decisioni dell'IA siano non solo tecnicamente corrette ma anche eticamente appropriate e socialmente accettabili.

Abbiamo anche considerato i futuri sviluppi nell'integrazione dell'etica nell'IA, anticipando progressi nell'apprendimento etico delle macchine, lo sviluppo di framework etici dinamici, e l'importanza della collaborazione globale e del dibattito pubblico. Questi sviluppi rappresentano passi avanti cruciali verso sistemi di IA che siano empatici, contestualmente consapevoli e guidati da principi etici solidi.

In questo capitolo ci addentreremo nell'esplorazione delle attuali regolamentazioni sull'IA a livello mondiale e discuteremo le proposte per quadri normativi che bilancino efficacemente l'innovazione con il controllo etico. Esamineremo il ruolo dei policymaker, la partecipazione pubblica e l'engagement degli stakeholder nel processo di regolamentazione, offrendo insight preziosi attraverso case study su come l'IA sia stata regolamentata con successo in alcuni contesti e le lezioni apprese dai fallimenti in altri.

Nel contesto globale attuale, la regolamentazione dell'intelligenza artificiale (IA) si presenta come una sfida complessa e in costante evoluzione, data la rapida progressione tecnologica e l'impatto pervasivo dell'IA in numerosi settori. La panoramica delle attuali regolamentazioni sull'IA a livello mondiale rivela un mosaico di approcci e iniziative che riflettono la diversità di priorità, capacità normative e obiettivi etici dei vari paesi e organizzazioni internazionali.

In Europa si approntano regolamenti che ponengono l'accento sulla protezione dei dati personali e sulla trasparenza nelle decisioni automatizzate. L'orientamento è di approntare un nuovo quadro normativo sull'IA, mirato a stabilire standard legali per lo sviluppo e l'uso responsabile dell'IA, categorizzando le applicazioni di IA in base al livello di rischio e imponendo requisiti più stringenti per quelle considerate ad alto rischio.

Oltre oceano invece l'approccio alla regolamentazione dell'IA è stato in gran parte settoriale, con agenzie specifiche che sviluppano linee guida e politiche per l'uso dell'IA nei loro ambiti di competenza. Questo ha portato a una serie di iniziative che variano dalla sicurezza dei veicoli autonomi alla regolamentazione dell'IA in ambito sanitario, senza una legislazione ombrello a livello federale specificamente dedicata all'IA.

La regolamentazione dell'IA a livello mondiale deve affrontare diverse problematiche, non solo nel merito, ma anche e soprattutto nell'omogeneità dell'orientamento normativo, ivi inclusa la velocità dell'innovazione tecnologica che può superare la capacità delle strutture normative di tenere il passo. Le differenze culturali possono rendere difficile l'adozione di un approccio unificato alla regolamentazione dell'IA. Esiste poi il rischio che regolamentazioni troppo restrittive possano soffocare l'innovazione, mentre regolamentazioni troppo lasche portino a non proteggere adeguatamente i cittadini dai rischi potenziali dell'IA.

Una proposta per un quadro normativo efficace e flessibile inizia con l'adozione di principi guida chiari. Questi principi dovrebbero includere la trasparenza, la giustizia, la non discriminazione, la responsabilità, la sicurezza e il rispetto della privacy. Essi forniscono una base su cui costruire politiche specifiche, garantendo che l'IA operi in modo che rispetti i valori fondamentali della società.

Un approccio basato sul rischio alla regolamentazione dell'IA è fondamentale per bilanciare l'innovazione con la protezione. Invece di regolamentare tutte le applicazioni di IA con lo stesso livello di rigore, le normative dovrebbero variare a seconda del livello di rischio che un'applicazione di IA presenta per la società. Questo approccio permette una regolamentazione più stretta per le tecnologie ad alto rischio, come i sistemi di riconoscimento facciale o l'IA utilizzata nelle decisioni giudiziarie, mantenendo al contempo un ambiente favorevole all'innovazione per applicazioni di IA a basso rischio.

Data la rapidità con cui l'IA si evolve, è cruciale che il quadro normativo sia flessibile e soggetto a revisioni e aggiornamenti periodici. Questo assicura che le normative rimangano rilevanti di fronte al progresso tecnologico e alle emergenti questioni etiche. Un meccanismo di revisione regolare può aiutare a identificare aree in cui le normative potrebbero aver bisogno di essere rafforzate o adattate per affrontare nuove sfide.

La standardizzazione delle normative sull'IA e la cooperazione internazionale sono essenziali per affrontare la natura globale delle tecnologie digitali. Lavorare verso standard comuni può facilitare la cooperazione transfrontaliera, il commercio e lo scambio di conoscenze, garantendo al contempo che le tecnologie di IA siano sviluppate e utilizzate in modo responsabile a livello globale.

Incoraggiare l'industria dell'IA ad adottare pratiche di auto-regolamentazione può essere un modo efficace per promuovere comportamenti etici e responsabili. Gli incentivi, come il riconoscimento pubblico, i vantaggi fiscali o l'accesso preferenziale a finanziamenti per la ricerca, possono motivare le aziende a seguire standard etici elevati e a investire in tecnologie di IA sicure e trasparenti.

Un quadro normativo efficace per l'IA richiede un dialogo inclusivo che coinvolga tutti gli stakeholder, inclusi legislatori, sviluppatori di IA, esperti di etica, utenti finali e la società civile. Questo dialogo multi-stakeholder può aiutare a garantire che le regolamentazioni siano ben informate, equilibrate e rappresentative di una vasta gamma di interessi e preoccupazioni.

In questo vasto panorama, i policy maker si trovano di fronte alla sfida di bilanciare l'innovazione con il controllo. Questo compito non è banale, considerando il rapido avanzamento delle tecnologie di IA e il loro impatto profondo su vari aspetti della vita sociale ed economica. I policy maker devono navigare in questo ambiente dinamico, assicurando che l'IA si sviluppi in modo che promuova il progresso tecnologico e allo stesso tempo protegga i cittadini dai potenziali rischi.

Per i policy maker una comprensione approfondita dell'ecosistema dell'IA è fondamentale. Questo include non solo la tecnologia stessa, ma anche il contesto in cui viene sviluppata e implementata, comprese le implicazioni economiche, sociali ed etiche. Una tale comprensione consente ai policy maker di identificare le aree in cui la regolamentazione è più necessaria, nonché le opportunità in cui l'IA può essere sfruttata per il bene pubblico.

Una delle principali responsabilità dei policy maker è promuovere un ambiente che incoraggi l'innovazione responsabile. Questo può essere realizzato attraverso politiche che incentivino la ricerca e lo sviluppo nell'IA, pur imponendo standard per garantire che tali innovazioni siano sicure, etiche e rispettose dei diritti umani. La creazione di sandbox normativi, dove le nuove tecnologie possono essere testate in un ambiente controllato, è un esempio di come i policy maker possono sostenere l'innovazione pur mantenendo la supervisione.

Data la velocità dell'innovazione, i policy maker devono sviluppare quadri normativi che siano adattivi e in grado di evolversi con la tecnologia. Questo implica l'adozione di approcci regolatori che consentano aggiustamenti rapidi in risposta ai nuovi sviluppi, senza soffocare l'innovazione. La collaborazione con esperti tecnici, accademici e industriali può fornire ai policy maker le conoscenze necessarie per mantenere le normative aggiornate e pertinenti.

Un altro aspetto critico è trovare il giusto equilibrio tra la regolamentazione imposta dal governo e l'autoregolamentazione da parte dell'industria dell'IA. Mentre alcune aree possono richiedere una regolamentazione formale per proteggere il pubblico, in altri casi, l'autoregolamentazione può essere sufficiente e più flessibile. I policy maker devono lavorare a stretto contatto con l'industria per stabilire quando e come l'autoregolamentazione può essere un approccio efficace, garantendo che vi siano meccanismi adeguati per monitorare e valutare la conformità.

Considerando la natura globale dell'IA e la sua diffusione oltre i confini nazionali, i policy maker devono impegnarsi in un dialogo e una collaborazione internazionale. Lavorare insieme a livello internazionale può aiutare a sviluppare standard e principi condivisi per la regolamentazione dell'IA, facilitando la cooperazione e prevenendo la frammentazione normativa che potrebbe ostacolare l'innovazione e il progresso tecnologico.

Parleremo ora dell'importanza della partecipazione pubblica e degli stakeholder nel processo di regolamentazione. Questo aspetto è cruciale per garantire che le politiche sull'IA siano ben informate, equilibrate e rappresentative delle diverse prospettive e interessi all'interno della società, contribuendo a costruire un consenso su come l'IA dovrebbe essere sviluppata e utilizzata in modo responsabile.

La partecipazione pubblica e degli stakeholder nel processo di regolamentazione dell'intelligenza artificiale (IA) è un elemento cruciale per garantire che le politiche e le regolamentazioni riflettano una vasta gamma di interessi, valori ed esperienze. Questo coinvolgimento assicura che le decisioni prese siano informate, equilibrate e, soprattutto, rappresentative delle diverse prospettive presenti nella società. In un campo in rapida evoluzione come l'IA, dove le implicazioni tecnologiche possono avere profondi effetti sulla vita quotidiana delle persone, la partecipazione attiva di una varietà di stakeholder diventa fondamentale.

Gli esperti tecnici e gli accademici offrono una conoscenza approfondita delle capacità, dei limiti e delle potenziali direzioni future dell'IA. La loro partecipazione ai processi regolatori può fornire preziosi insight tecnici che aiutano i policy maker a comprendere meglio le sfide e le opportunità presentate dalle tecnologie emergenti. Questo può contribuire a formare regolamentazioni che siano sia realistiche che proattive, anticipando sviluppi futuri anziché reagire a quelli passati.

L'industria dell'IA, dalle startup ai giganti tecnologici, ha un interesse diretto nello sviluppo di regolamentazioni che influenzano la loro capacità di innovare e competere sul mercato. Ascoltare le loro preoccupazioni e aspirazioni può aiutare a garantire che le regolamentazioni non soffochino l'innovazione né impongano oneri eccessivi che potrebbero ostacolare il progresso tecnologico. Tuttavia, è altrettanto importante bilanciare queste voci con altre preoccupazioni per assicurare che l'innovazione non avvenga a scapito della sicurezza, dell'etica o dei diritti umani.

La società civile e i gruppi per i diritti offrono una prospettiva critica sulle implicazioni sociali, etiche e sui diritti umani delle tecnologie di IA. Coinvolgere attivamente queste organizzazioni nel processo può aiutare a identificare e affrontare potenziali problemi di equità, giustizia e impatto sociale dell'IA. Questo può includere questioni come il bias algoritmico, la privacy, la sorveglianza e l'accesso equo alle tecnologie.

La partecipazione pubblica offre l'opportunità di raccogliere un'ampia gamma di opinioni e preoccupazioni riguardanti l'IA. Metodi come consultazioni pubbliche, sondaggi, workshop partecipativi e dibattiti pubblici possono fornire insight preziosi sulle aspettative della società e sulle preoccupazioni etiche riguardanti l'IA. Questo feedback diretto dal pubblico può informare i policy maker su come le politiche e le regolamentazioni possono essere percepite e accettate dalla popolazione generale.

Per facilitare una partecipazione efficace, è necessario sviluppare framework che incoraggino un dialogo costruttivo tra i vari stakeholder. Ciò include la creazione di piattaforme accessibili per la condivisione di informazioni, la discussione di idee e la presentazione di feedback. È anche fondamentale garantire che il processo sia inclusivo e rappresentativo, dando voce a gruppi spesso sottorappresentati nelle discussioni sull'IA.

Vedremo adesso alcuni case study che evidenziano successi e fallimenti nella regolamentazione dell'IA. Questi esempi concreti illustreranno come la partecipazione di stakeholder diversificati e il coinvolgimento pubblico abbiano influenzato l'efficacia delle politiche di regolamentazione dell'IA, offrendo lezioni importanti per future iniziative regolatorie nel campo dell'intelligenza artificiale.

Uno dei successi notevoli nella regolamentazione dell'IA è rappresentato dall'approccio adottato in Europa, volto a stabilire linee guida etiche per l'IA e proposto un quadro legislativo per garantire che le applicazioni di IA siano sicure, trasparenti e governate da principi etici. Questo approccio basato sui diritti, ha messo in luce l'importanza di considerare l'IA non solo come una questione tecnologica, ma anche come una questione etica e sociale.

D'altra parte il caso del riconoscimento facciale in varie città e paesi ha evidenziato i potenziali fallimenti della regolamentazione dell'IA. L'uso diffuso e non regolamentato di questa tecnologia ha sollevato preoccupazioni significative per la privacy, il consenso e la sorveglianza di massa, spingendo alcune città a imporre divieti o moratorie sull'uso del riconoscimento facciale da parte delle autorità pubbliche. Questi esempi sottolineano l'importanza di una regolamentazione proattiva che prenda in considerazione i rischi per i diritti fondamentali.

L'iniziativa globale sull'IA lanciata da numerosi paesi impegnati a promuovere l'uso responsabile dell'IA, rappresenta un esempio di successo nella collaborazione internazionale. Questa iniziativa dimostra come il dialogo e la cooperazione tra diverse nazioni possano facilitare lo sviluppo di principi e standard condivisi per guidare l'uso etico dell'IA.

La lezione fondamentale è che la regolamentazione dell'IA deve essere dinamica, adattiva e inclusiva, coinvolgendo un'ampia gamma di stakeholder nella regolamentazione per garantire che le tecnologie di IA siano sviluppate e utilizzate in modo che beneficino l'intera società.

Nel prossimo conclusivo capitolo rifletteremo su come le visioni per un uso sostenibile e responsabile dell'IA possano plasmare un futuro in cui la tecnologia opera in armonia con i bisogni umani e ambientali. Esploreremo il ruolo dell'IA nel supportare gli obiettivi di sviluppo sostenibile, le tecnologie emergenti e il loro potenziale contributo alla sostenibilità, e come collaborazioni multisettoriali possano guidare verso un futuro etico e guidato dall'IA.

CAPITOLO 12:Costruire un Futuro Sostenibile con l'IA

Nel capitolo precedente abbiamo parlato della complessa rete delle regolamentazioni globali sull'intelligenza artificiale (IA), evidenziando come diversi paesi e organizzazioni internazionali abbiano affrontato la sfida di governare questa tecnologia in rapida evoluzione. La panoramica ha rivelato un paesaggio variegato di approcci normativi, che vanno dalla promozione della privacy e della trasparenza alla focalizzazione sull'innovazione e la sicurezza.

Abbiamo esplorato diverse proposte per un quadro normativo che sia allo stesso tempo efficace e flessibile, capace di adattarsi ai rapidi cambiamenti tecnologici senza soffocare l'innovazione. L'importanza di un approccio basato sul rischio è stata sottolineata, suggerendo che le regolamentazioni dovrebbero essere proporzionate al livello di rischio presentato dalle diverse applicazioni di IA.

Il ruolo dei policy maker nel bilanciare l'innovazione con il controllo è stato esaminato, con un focus sul loro compito di sviluppare regolamenti che proteggano i cittadini e promuovano un uso etico dell'IA, pur sostenendo il progresso tecnologico. La partecipazione pubblica e degli stakeholder nel processo regolatorio è stata identificata come cruciale per garantire che le regolamentazioni siano ben informate, equilibrate e rappresentative delle diverse prospettive e interessi nella società.

Ora vedremo come queste regolamentazioni e principi possano essere applicati per costruire un futuro sostenibile con l'IA, dove la tecnologia non solo alimenta il progresso economico e l'innovazione, ma contribuisce anche a risolvere alcune delle sfide più pressanti del nostro tempo, dall'ambiente alla giustizia sociale.

Immaginare un futuro in cui l'intelligenza artificiale si armonizzi con le esigenze di sostenibilità e responsabilità richiede una riflessione profonda sulle direzioni che questa tecnologia dovrebbe prendere. Questa visione si estende ben oltre il puro progresso tecnologico, abbracciando i principi etici e l'obiettivo di creare un mondo migliore per tutti. Per realizzare questo futuro, è essenziale che l'IA sia sviluppata e impiegata in modi che siano non solo innovativi ma anche rispettosi dei principi di equità, giustizia e salvaguardia dell'ambiente.

Integrare l'etica fin dalle fasi iniziali dello sviluppo dell'IA è fondamentale. Questo non solo riguarda la programmazione di algoritmi privi di pregiudizi e la creazione di sistemi trasparenti ma anche assicurare che ogni decisione presa dall'IA sia responsabile e soggetta a revisione. L'obiettivo è di vedere l'etica non come un vincolo, ma come un pilastro che guida verso soluzioni innovative che beneficiano l'umanità nel suo insieme.

La sostenibilità ambientale è un'altra priorità chiave per un uso responsabile dell'IA. Questa tecnologia ha il potenziale di trasformare la gestione delle risorse naturali, contribuire alla lotta contro il cambiamento climatico e promuovere le energie rinnovabili attraverso l'ottimizzazione e la previsione. L'IA può anche svolgere un ruolo cruciale nel monitorare la biodiversità e nell'uso sostenibile delle risorse, assicurando che il nostro pianeta rimanga vivibile per le generazioni future.

Oltre agli aspetti ambientali, la visione di un futuro sostenibile con l'IA comprende anche l'impegno a promuovere l'inclusione sociale. Utilizzando l'IA, è possibile superare barriere geografiche e socioeconomiche, offrendo accesso a istruzione, sanità e opportunità economiche a comunità altrimenti isolate o svantaggiate. Tuttavia, è fondamentale assicurare che i benefici dell'IA siano distribuiti in modo equo e che non si creino nuove disuguaglianze digitali.

Perché questa visione diventi realtà, è necessaria una governance dell'IA solida e trasparente che coinvolga un'ampia gamma di stakeholder, dalla società civile al settore privato, dagli accademici ai governi. La collaborazione e il dialogo tra questi diversi attori possono facilitare lo sviluppo di standard etici e regolamenti che assicurino uno sviluppo dell'IA sia etico che responsabile.

Realizzare un uso sostenibile e responsabile dell'IA richiede un impegno verso l'educazione e la sensibilizzazione. È cruciale che la società nel suo insieme comprenda sia il potenziale che i limiti dell'IA, per partecipare attivamente alle discussioni e prendere decisioni informate su come questa tecnologia dovrebbe essere impiegata per il bene comune.

Man mano che ci addentriamo in questo ambito, esploreremo come l'IA può effettivamente supportare gli obiettivi di sviluppo sostenibile, dimostrando con esempi pratici come questa tecnologia possa essere utilizzata per affrontare alcune delle sfide più urgenti del nostro tempo, dal miglioramento dell'accesso all'istruzione e alla sanità, alla promozione di pratiche economiche sostenibili e alla protezione dell'ambiente, delineando un futuro in cui l'IA è una forza per il progresso etico e sostenibile.

L'intelligenza artificiale si sta rivelando uno strumento potentissimo per supportare e accelerare il raggiungimento degli obiettivi di sviluppo sostenibile (SDGs) definiti dalle Nazioni Unite. Questi obiettivi, che spaziano dalla lotta alla povertà e alla fame all'azione per il clima e l'istruzione di qualità, rappresentano una chiamata globale all'azione per proteggere il pianeta e garantire prosperità per tutti. La capacità unica dell'IA di analizzare grandi quantità di dati, identificare schemi e prevedere risultati la rende particolarmente adatta a contribuire a questa causa globale.

In ambito ambientale l'IA sta già mostrando la sua forza nel monitorare e proteggere la biodiversità. Attraverso l'analisi di immagini satellitari e dati sensoriali, può aiutare a identificare le aree più colpite dalla deforestazione o dall'inquinamento, permettendo interventi mirati e tempestivi. Inoltre, sistemi basati sull'IA possono ottimizzare l'uso dell'acqua nell'agricoltura, riducendo lo spreco e contribuendo alla lotta contro la fame, un altro degli SDGs.

L'IA trova applicazione anche nella promozione della salute e del benessere, attraverso lo sviluppo di sistemi diagnostici avanzati che possono identificare malattie in stadi precoci, spesso con maggiore precisione rispetto ai metodi tradizionali. Questo non solo può salvare vite umane, ma anche ridurre i costi sanitari, contribuendo a rendere la salute accessibile a un numero maggiore di persone in tutto il mondo.

Nell'educazione, l'IA può personalizzare l'apprendimento, adattando i contenuti e i metodi didattici alle esigenze individuali degli studenti, rendendo l'istruzione più inclusiva e efficace. Questo approccio personalizzato può aiutare a superare le barriere linguistiche e culturali, offrendo opportunità di apprendimento di qualità a studenti di ogni parte del globo.

Per quanto riguarda l'azione per il clima, l'IA può migliorare l'efficienza energetica e contribuire allo sviluppo di città e comunità sostenibili. Attraverso la gestione intelligente delle reti elettriche e l'ottimizzazione dei trasporti, può ridurre significativamente le emissioni di carbonio, un contributo fondamentale per combattere il cambiamento climatico.

Per massimizzare il contributo dell'IA agli SDGs, è necessario affrontare anche le sfide etiche e sociali legate al suo sviluppo e impiego. È fondamentale garantire che i benefici dell'IA siano distribuiti equamente tra tutte le parti del mondo, evitando di accentuare le disuguaglianze esistenti. Inoltre, la trasparenza e la responsabilità nell'uso dell'IA sono essenziali per mantenere la fiducia del pubblico e assicurare che le decisioni guidate dall'IA siano prese nell'interesse comune.

Vediamo ora come le tecnologie emergenti possono svolgere un ruolo ancora più significativo nella promozione della sostenibilità. Analizzeremo anche come le collaborazioni tra diversi settori possano facilitare un approccio olistico all'impiego dell'IA per affrontare le sfide globali, delineando azioni concrete che individui, aziende e governi possono intraprendere per promuovere un'IA etica e contribuire a un futuro più sostenibile.

Queste tecnologie stanno aprendo nuove frontiere nella ricerca della sostenibilità. Progressi tecnologici non solo hanno il potenziale di rivoluzionare il modo in cui affrontiamo le sfide ambientali e sociali, ma possono anche agire come catalizzatori per una trasformazione globale verso pratiche più sostenibili e responsabili.

Uno degli ambiti più promettenti è quello dell'energia rinnovabile. L'IA sta giocando un ruolo cruciale nell'ottimizzazione della produzione e della distribuzione di energia da fonti rinnovabili, come il solare e l'eolico. Attraverso l'analisi predittiva, l'IA può prevedere i modelli di produzione energetica, consentendo una gestione più efficiente delle risorse e riducendo la dipendenza dai combustibili fossili. Inoltre, l'integrazione dell'IA nelle reti elettriche intelligenti sta migliorando la resilienza e l'efficienza dei sistemi energetici, promuovendo un utilizzo più sostenibile dell'energia.

Nel settore agricolo le tecnologie emergenti stanno introducendo metodi innovativi per aumentare la resa delle colture riducendo al contempo l'impatto ambientale. L'IA può analizzare enormi quantità di dati provenienti da sensori di campo per ottimizzare l'irrigazione, l'uso di fertilizzanti e pesticidi, e persino prevedere le minacce parassitarie. Questo non solo aumenta l'efficienza e la produttività, ma contribuisce anche a preservare risorse vitali come l'acqua e il suolo.

L'IA sta anche trasformando la gestione delle risorse naturali e la conservazione della biodiversità. Sistemi basati sull'IA possono monitorare gli habitat naturali, tracciare le popolazioni di specie in via di estinzione e analizzare i cambiamenti nell'uso del suolo. Queste informazioni sono fondamentali per guidare gli sforzi di conservazione e sviluppare strategie mirate per proteggere gli ecosistemi vulnerabili.

L'IA contribuisce inoltre alla creazione di città più sostenibili e vivibili. Attraverso la gestione intelligente del traffico, la pianificazione urbana basata sui dati e l'ottimizzazione dei servizi pubblici, è possibile ridurre le emissioni, migliorare la qualità dell'aria e aumentare la qualità della vita urbana. Le smart city, guidate dall'IA, rappresentano un modello per l'integrazione della tecnologia nella vita quotidiana in modo che sia sostenibile e centrato sull'uomo.

Per realizzare appieno il potenziale delle tecnologie emergenti nella promozione della sostenibilità, è necessaria una collaborazione tra diversi settori. Questa sinergia può unire competenze, risorse e visioni diverse per affrontare complesse sfide ambientali e sociali. Attraverso partenariati tra industrie, governi, istituzioni accademiche e organizzazioni non governative, possiamo sfruttare le tecnologie emergenti per creare soluzioni innovative e inclusive che rispondano agli obiettivi di sviluppo sostenibile delle Nazioni Unite.

Man mano che avanziamo verso la conclusione, vedremo come le collaborazioni inter-settoriali possano guidare il futuro dell'IA etica e come, insieme, possiamo delineare azioni concrete che individui, aziende e governi possono adottare per promuovere un impiego dell'IA che sia non solo tecnologicamente avanzato, ma anche eticamente responsabile e benefico per la società nel suo insieme.

Le collaborazioni tra settori emergono come uno dei pilastri fondamentali per navigare il futuro dell'intelligenza artificiale (IA) verso un orizzonte etico e sostenibile. Queste sinergie, che attraversano le barriere tradizionali tra industria, governo, accademia e società civile, sono essenziali per affrontare le sfide complesse che la tecnologia dell'IA presenta. L'interconnessione tra diversi settori non solo facilita la condivisione di conoscenze e risorse, ma promuove anche un approccio olistico alla soluzione di problemi, garantendo che le innovazioni in IA siano guidate da un ampio spettro di prospettive e competenze.

Nell'industria le aziende tecnologiche stanno già collaborando con università e centri di ricerca per sviluppare algoritmi di IA più avanzati e soluzioni innovative. Queste partnership spesso portano alla creazione di nuovi prodotti e servizi che possono migliorare la qualità della vita, ridurre l'impatto ambientale e promuovere l'efficienza energetica. Allo stesso tempo, la collaborazione con le organizzazioni del settore pubblico e del terzo settore assicura che queste innovazioni siano accessibili a un pubblico più ampio e che rispondano ai bisogni reali delle comunità.

Il settore pubblico, da parte sua, gioca un ruolo cruciale nel facilitare queste collaborazioni attraverso politiche e iniziative che incentivano la cooperazione inter-settoriale. I governi possono agire come mediatori, offrendo incentivi fiscali, sovvenzioni e piattaforme di dialogo che incoraggiano l'industria privata e le istituzioni accademiche a lavorare insieme su progetti di IA etica e sostenibile. Questo non solo accelera lo sviluppo di soluzioni basate sull'IA, ma garantisce anche che queste innovazioni siano allineate con gli obiettivi sociali più ampi, come la lotta al cambiamento climatico e la promozione dell'equità sociale.

L'importanza del mondo accademico nel promuovere collaborazioni inter-settoriali non può essere sottovalutata. Le università e i centri di ricerca forniscono l'expertise necessaria per comprendere i complessi problemi etici e tecnici associati all'IA, offrendo una base solida su cui costruire soluzioni innovative. Inoltre, l'accademia può agire come un forum neutrale per il dibattito e la discussione, riunendo stakeholder di diversi settori per esplorare nuove idee e approcci.

La società civile, inclusi i gruppi per i diritti umani, le organizzazioni ambientaliste e le associazioni di consumatori, svolge un ruolo chiave nel garantire che la voce del pubblico sia ascoltata nel processo di sviluppo dell'IA. La collaborazione con questi gruppi può aiutare a identificare potenziali rischi e problemi etici nelle prime fasi dello sviluppo dell'IA, consentendo la creazione di tecnologie che siano non solo innovative, ma anche socialmente responsabili e accettabili.

Queste collaborazioni inter-settoriali sono fondamentali per garantire che l'IA sia sviluppata in modo che rispetti i principi etici e contribuisca positivamente alla società. Man mano che ci avviciniamo alla conclusione del Capitolo 12, rifletteremo sulle azioni concrete che individui, aziende e governi possono intraprendere per promuovere un'IA etica e sostenibile, delineando un percorso collettivo verso un futuro in cui la tecnologia lavora a favore dell'umanità e dell'ambiente.

Diventa quindi cruciale identificare azioni concrete che individui, aziende e governi possono intraprendere per promuovere un'IA etica. Queste azioni rappresentano i mattoni per costruire un tessuto sociale e tecnologico che non solo abbracci l'innovazione, ma lo faccia con una coscienza etica, garantendo che i benefici dell'IA siano distribuiti equamente e che le sue applicazioni siano allineate con gli obiettivi di sviluppo sostenibile (SDGs).

Per le persone, l'impegno nella promozione di un'IA etica inizia con l'educazione e la sensibilizzazione. È fondamentale che le persone siano informate non solo sui potenziali benefici dell'IA, ma anche sui suoi rischi e sulle implicazioni etiche delle tecnologie emergenti. L'alfabetizzazione digitale e in IA dovrebbe essere promossa attraverso programmi educativi e iniziative di apprendimento permanente, consentendo ai cittadini di partecipare attivamente al dibattito pubblico sull'IA e di esercitare un consumo consapevole delle tecnologie basate sull'IA.

Le aziende, specialmente quelle nel settore tecnologico, hanno una responsabilità significativa nel guidare lo sviluppo dell'IA verso percorsi etici. Questo implica l'adozione di linee guida etiche interne che governino la ricerca e lo sviluppo, l'implementazione e la distribuzione delle soluzioni basate sull'IA. Le aziende dovrebbero anche impegnarsi in valutazioni d'impatto etico regolari per le loro tecnologie e prodotti, assicurando che le considerazioni etiche siano integrate in tutto il ciclo di vita dello sviluppo dell'IA. La trasparenza nei processi decisionali e l'apertura al dialogo con i clienti, i regolatori e il pubblico in generale sono altresì essenziali per costruire fiducia e responsabilità.

Ai governi spetta il compito di promuovere un'IA etica abbraccia sia la regolamentazione che il sostegno all'innovazione. La creazione di quadri normativi che bilancino questi due aspetti è vitale. I governi dovrebbero facilitare la collaborazione inter-settoriale, sostenendo le partnership tra università, industria e organizzazioni della società civile per accelerare lo sviluppo di soluzioni di IA sostenibili ed etiche. Allo stesso tempo, è importante che i regolamenti siano flessibili e adattabili, in grado di evolversi con il rapido passo dell'innovazione tecnologica. Inoltre, le politiche pubbliche dovrebbero mirare a ridurre il divario digitale, assicurando che i vantaggi dell'IA siano accessibili a tutti i settori della società, indipendentemente dalla geografia, dallo status economico o dalle capacità.

Oltre alle azioni specifiche per ogni gruppo, esiste una necessità comune di promuovere la cooperazione internazionale sull'IA etica. In un mondo sempre più interconnesso, le sfide poste dall'IA trascendono i confini nazionali. Il dialogo e la collaborazione tra paesi possono facilitare la condivisione di migliori pratiche, lo sviluppo di standard etici comuni e la risposta coordinata alle sfide globali, come l'uso militare dell'IA o le questioni di sorveglianza e privacy.

Diventa perciò evidente che costruire un futuro sostenibile con l'IA sia un compito collettivo. Richiede l'impegno e l'azione di tutti noi - individui, aziende e governi - per garantire che mentre abbracciamo le immense potenzialità dell'IA, lo facciamo con un occhio vigile verso la creazione di un mondo più giusto, equo e sostenibile.

BONUS: Dialoghi con l'IA sulla Realtà Quantistica

In questo capitolo bonus vedremo una serie di dialoghi ipotetici tra noi e un'intelligenza artificiale avanzata, focalizzati sull'applicazione dei principi della fisica quantistica nella vita reale. Questa sezione non è solo un esercizio di fantasia; è un ponte verso la comprensione profonda di come l'IA quantistica potrebbe influenzare, trasformare e arricchire il nostro mondo.

Le domande selezionate sono state pensate per spingervi oltre i confini del pensiero convenzionale, invitandovi a esplorare le possibilità infinite che l'IA quantistica potrebbe sbloccare. Ogni dialogo rappresenta un esercizio mentale, un'esplorazione delle potenzialità dell'IA quantistica applicata a sfide reali e tangibili che la nostra società affronta oggi.

Come Usare Questo Capitolo

Riflessione: Prima di leggere ogni risposta che l'IA formulerà, prendetevi un momento per riflettere sulla domanda. Come pensate che un'intelligenza quantistica potrebbe affrontare questo problema? Quali soluzioni innovative potrebbe proporre?

Confronto: Dopo aver letto la risposta dell'IA, confrontatela con le vostre idee iniziali e le conoscenze attuali sul tema. In che modo le prospettive dell'IA si allineano o divergono dalla comprensione umana e scientifica?

Interazione: Considerate questo dialogo come un punto di partenza. Quali altre domande vi vengono in mente? Come potreste utilizzare queste idee per stimolare ulteriori discussioni, progetti o ricerche?

Questo capitolo è un sincero invito a partecipare attivamente. Attraverso questi dialoghi siamo incoraggiati non solo a contemplare il futuro dell'IA quantistica ma anche a riflettere su come possiamo, come individui e come società, navigare e influenzare questo futuro in evoluzione.

Iniziamo questo nuova parte del viaggio che abbiamo condotto fino qui, esplorando il vasto territorio dove l'intelligenza artificiale incontra la realtà quantistica, per scoprire non solo come l'IA approccia la risoluzione dei problemi ma anche come potrebbe espandere l'orizzonte delle nostre possibilità.

Alle domande che di seguito elenchiamo, viene qui mostrato quello che è l'approccio dell'IA con la scomposizione del quesito che viene posto. L'invito è quello di confrontare la risposta ricevuta con gli schemi di analisi che vengono proposti e ripetere questo "esperimento" anche a distanza di tempo. L'IA infatti, imparando a sua volta ed evolvendo, potrebbe ad uno stesso quesito posto in futuro restituire output sostanzialmente diversi, e migliori.

Domande riguardanti la Green Economy

1: "**Come può l'IA quantistica contribuire a ottimizzare l'efficienza energetica nelle grandi metropoli?**"

Approccio dell'IA: [L'IA quantistica decompone la domanda analizzando dapprima i modelli di consumo energetico urbano, identificando le inefficienze e i picchi di domanda. Poi, attraverso simulazioni quantistiche, valuta diverse strategie di ottimizzazione, come l'adattamento dinamico dell'illuminazione stradale e dei sistemi di riscaldamento/raffreddamento, per massimizzare l'efficienza e ridurre gli sprechi.]

NOTE:

2: **"In che modo l'IA quantistica può aiutare a prevedere e mitigare gli impatti dei cambiamenti climatici sulla biodiversità?"**

Approccio dell'IA: [L'IA quantistica affronta questa domanda integrando e analizzando vasti dataset climatici e biologici. Utilizza algoritmi avanzati per modellare le interazioni complesse tra vari fattori climatici e le risposte degli ecosistemi. L'obiettivo è prevedere le variazioni nella biodiversità e sviluppare strategie proattive per la conservazione delle specie e degli habitat a rischio.]

NOTE:____

3: **"Quali strategie può suggerire l'IA quantistica per migliorare la sostenibilità delle catene di approvvigionamento globali?"**

Approccio dell'IA: [L'IA quantistica esamina la domanda considerando l'intera rete della catena di approvvigionamento, dalle materie prime alla distribuzione del prodotto finito. Analizza i dati in tempo reale per identificare i colli di bottiglia, valutare l'impronta di carbonio e proporre alternative più sostenibili, come rotte logistiche ottimizzate e l'uso di materiali ecocompatibili.]

NOTE:____

4: **"Come può l'IA quantistica aiutare a sviluppare nuovi materiali per l'energia rinnovabile?"**

<u>Approccio dell'IA:</u> [L'IA quantistica approccia la questione esplorando il vasto spazio dei possibili materiali attraverso simulazioni quantistiche ad alta fedeltà. Cerca configurazioni atomiche e molecolari che possano offrire maggiore efficienza nella conversione energetica o nella capacità di stoccaggio. Il suo approccio si basa sull'analisi probabilistica di strutture e proprietà materiali a livello quantistico per identificare candidati promettenti per ulteriori sperimentazioni.]

NOTE:

5:"**Qual è il ruolo dell'IA quantistica nell'ottimizzazione del riciclo e della gestione dei rifiuti?**"

Approccio dell'IA:[Per affrontare questa domanda, l'IA quantistica analizza i complessi flussi di rifiuti urbani e industriali, mappando le fonti, i tipi di rifiuti e le possibili vie di riciclo. Attraverso simulazioni, identifica le soluzioni più efficienti per la raccolta, il trattamento e la trasformazione dei rifiuti in risorse, minimizzando al contempo l'impatto ambientale e i costi operativi.]

NOTE:

Domande sul tema Business

1: "Come può l'IA quantistica migliorare la previsione della domanda per i nuovi prodotti in mercati volatili?"

Approccio dell'IA: [L'IA quantistica inizia segmentando il problema in variabili di mercato chiave, come tendenze di consumo, dati demografici e fattori economici. Utilizza modelli quantistici per elaborare simultaneamente queste variabili, superando i limiti delle previsioni statistiche tradizionali. Attraverso iterazioni rapide, determina correlazioni complesse che influenzano la domanda, permettendo previsioni più accurate e tempestive.]

NOTE:

2: "In che modo l'IA quantistica può ottimizzare le strategie di pricing dinamico in ambienti di e-commerce altamente competitivi?"

Approccio dell'IA: [L'IA quantistica affronta questa domanda analizzando una vasta gamma di dati di mercato in tempo reale, inclusi prezzi dei competitor, domanda, stagionalità e comportamento del consumatore. Applica algoritmi quantistici per esplorare spazi di soluzione estremamente vasti, identificando schemi di pricing ottimali che massimizzano i profitti mantenendo la competitività.]

NOTE:

3: "**Quali insight può fornire l'IA quantistica per migliorare la customer experience nel retail digitale?**"

Approccio dell'IA: [L'IA quantistica decompone la questione in analisi comportamentale, preferenze dei consumatori e touchpoint del customer journey. Utilizza tecniche di machine learning quantistico per processare grandi volumi di dati eterogenei, rivelando pattern nascosti nel comportamento degli utenti. Questo approccio consente di personalizzare l'esperienza d'acquisto, migliorando la soddisfazione del cliente e la fidelizzazione.]

NOTE:

4: "Come l'IA quantistica può assistere le aziende nella gestione del rischio finanziario in scenari economici incerti?"

Approccio dell'IA: [Questa domanda viene scomposta dall'IA quantistica in analisi di mercato, indicatori economici e performance storica. Utilizzando simulazioni quantistiche, valuta migliaia di scenari potenziali, analizzando le correlazioni complesse tra diversi fattori di rischio. Questo processo permette di identificare strategie di mitigazione del rischio più efficaci, personalizzate per la specifica situazione finanziaria dell'azienda.]

NOTE:

5: "Quali strategie di innovazione prodotto può suggerire l'IA quantistica per mantenere un'azienda all'avanguardia nel suo settore?"

Approccio dell'IA: [L'IA quantistica inizia identificando le tendenze emergenti nel settore e le esigenze insoddisfatte del mercato attraverso l'analisi di dati di mercato e feedback dei clienti. Utilizza algoritmi quantistici per simulare l'impatto e l'accoglienza di potenziali innovazioni, considerando vari scenari di mercato e reazioni della concorrenza. Questo processo consente di evidenziare opportunità di innovazione ad alto potenziale, guidando lo sviluppo di prodotti innovativi.]

NOTE:

Domande sul tema Crescita Personale

1: "Come può l'IA quantistica aiutare a identificare e superare inconsciamente i limiti personali?"

Approccio dell'IA: [L'IA quantistica esamina questa domanda analizzando i pattern comportamentali e emotivi dell'individuo attraverso dati raccolti da interazioni digitali, feedback e autovalutazioni. Utilizza algoritmi per decodificare schemi sottili e inconsapevoli, offrendo insight personalizzati e strategie su misura per affrontare e superare tali limiti, promuovendo una crescita personale mirata.]

NOTE:

2: "In che modo l'IA quantistica può contribuire a ottimizzare i percorsi di apprendimento individuale?"

Approccio dell'IA: [Affrontando questa domanda, l'IA quantistica valuta stili di apprendimento, performance passate e preferenze personali, utilizzando modelli quantistici per elaborare queste variabili in modo integrato. Identifica approcci di apprendimento personalizzati che massimizzano l'assorbimento e la ritenzione delle informazioni, adattandosi dinamicamente al progresso dell'individuo.]

NOTE:

3: "Quali tecniche può suggerire l'IA quantistica per migliorare il benessere emotivo e la resilienza?"

Approccio dell'IA: [L'IA quantistica scompone la domanda esaminando dati su stress, umore e trigger emotivi. Applica analisi predittiva per identificare modelli e suggerire tecniche personalizzate di mindfulness, gestione dello stress e resilienza, basate sull'analisi di vasti dataset su pratiche di benessere e feedback degli utenti.]

NOTE:

4: "Come l'IA quantistica può assistere nell'identificare e coltivare talenti e passioni nascosti?"

Approccio dell'IA: [L'IA quantistica affronta la questione analizzando esperienze passate, feedback, espressioni di interesse e reazioni emotive a diverse attività. Utilizza simulazioni per prevedere aree di potenziale interesse e talento non ancora esplorati, fornendo percorsi personalizzati per esplorare e sviluppare queste aree nascoste.]

NOTE:

5: "In che modo l'IA quantistica può aiutare a bilanciare vita professionale e personale in modo ottimale?"

Approccio dell'IA: [Questa domanda viene scomposta in analisi di tempo, impegno, soddisfazione e stress nelle varie aree della vita. L'IA quantistica utilizza algoritmi per valutare l'equilibrio attuale e identificare disallineamenti o aree di stress. Propone strategie personalizzate per riallineare gli impegni, ottimizzando il tempo e le risorse per un equilibrio più sano tra le sfere professionale e personale.]

NOTE:

CONCLUSIONI
&
RINGRAZIAMENTI

Nel corso di questo libro, abbiamo navigato attraverso un viaggio esplorativo dell'intelligenza artificiale (IA), esaminando il suo impatto, le potenzialità, le sfide e le opportunità che essa presenta per la nostra società. Abbiamo discusso l'essenza dell'IA quantistica, svelato le innovazioni e i principi che la guidano, e riflettuto sull'importanza di un'etica robusta e di una regolamentazione efficace nel modellare il suo sviluppo. Abbiamo esplorato come l'IA interseca con la legge dell'attrazione e la fisica quantistica, offrendo nuove prospettive su come possiamo modellare la nostra realtà.

Una tematica ricorrente in tutto il libro è stata l'importanza cruciale di un approccio etico e regolato all'IA. In un'era in cui la tecnologia avanza a passi da gigante, la necessità di una governance ponderata e di una riflessione etica diventa sempre più imperativa. Le discussioni su bias, privacy, autonomia e responsabilità nell'IA hanno sottolineato la complessità delle questioni etiche che dobbiamo affrontare, mettendo in luce la necessità di un dialogo continuo tra sviluppatori, utenti, legislatori e la società nel suo complesso.

Abbiamo visto come l'IA possa essere un potente alleato nel raggiungimento degli obiettivi di sviluppo sostenibile (SDGs), offrendo soluzioni innovative per alcune delle sfide più pressanti del nostro tempo. Tuttavia, abbiamo anche riconosciuto i rischi che un uso non regolamentato e non etico dell'IA può portare, enfatizzando la necessità di equilibri e controlli che assicurino che il suo sviluppo proceda a beneficio di tutti.

Le riflessioni finali ci portano a considerare l'importanza di un approccio inclusivo e collaborativo all'IA. Il futuro dell'IA non dipende solo dalle menti brillanti che la sviluppano o dalle aziende che la commercializzano, ma da tutti noi. Ogni individuo ha un ruolo da svolgere nel plasmare come questa tecnologia influenzerà il nostro mondo. Che si tratti di partecipare a dibattiti pubblici, di educarsi sulle questioni etiche dell'IA, o di adottare pratiche responsabili nel proprio campo di lavoro, ogni azione conta.

Questo libro serve come un invito all'azione e all'impegno per un futuro positivo con l'IA. È un richiamo alla responsabilità collettiva e individuale per garantire che l'IA sia sviluppata e utilizzata in modi che rispettino i principi etici, promuovano la giustizia e contribuiscano alla costruzione di un mondo sostenibile. L'incoraggiamento non è solo a considerare ciò che l'IA può fare per noi, ma anche ciò che possiamo fare per guidare l'IA verso un impatto positivo.

Il percorso dell'IA è intriso di immense possibilità e sfide significative. Mentre ci avventuriamo ulteriormente in questa era tecnologica, è fondamentale ricordare che l'IA è uno strumento creato dall'uomo, e come tale, riflette i valori, le aspirazioni e le scelte della nostra società. L'impegno collettivo verso un'IA etica e regolata non è solo una necessità ma una responsabilità che condividiamo tutti, una che richiede un dialogo continuo, collaborazione e un impegno costante verso un futuro in cui la tecnologia e l'umanità coesistono in armonia.

Se pensi che questo libro ti abbia dato qualche spunto utile, ti sia piaciuto, ti abbia aiutato e dato valore, ti chiedo di dedicare pochi secondi a lasciare una breve recensione

su Amazon!

Questo aiuterà altri lettori ad arricchire il proprio bagaglio di conoscenze!

Grazie,

Matteo Ventura

www.ingramcontent.com/pod-product-compliance
Lightning Source LLC
Chambersburg PA
CBHW052145220526
45471CB00004B/1532
* 9 7 9 8 3 2 0 1 1 4 8 4 2 *